ELSEVIER

ReadyRN Handbook for Disaster Nursing and Emergency Preparedness, 2nd Edition
Copyright © 2009 by Mosby, Inc., an imprint of Elsevier, Inc.
Copyright © 2006 by Tener Goodwin Veenema
ISBN: 978-0-323-06361-6

This translation of *ReadyRN Handbook for Disaster Nursing and Emergency Preparedness*, 2nd Edition by Tener Goodwin Veenema by Jungdam Media Publishing, Co., and is published by arrangement with Elsevier Inc. and Elsevier Korea L.L.C.

비상사태 대비를 위한 재난간호 핸드북, 김미영 외
Korean ISBN : 978-89-6069-599-3

ReadyRN Handbook for Disaster Nursing and Emergency Preparedness, 2nd Edition, Tener Goodwin Veenema의 번역서는 Elsevier Inc. 와 Elsevier Korea L.L.C. 와의 계약을 통해 정담미디어에서 출간되었습니다.

Printed in Korea.

2ND EDITION

비상사태 대비를 위한

재난간호 핸드북

ReadyRN

Handbook for Disaster Nursing
and Emergency Preparedness

비상사태 대비를 위한 재난간호 핸드북 2판

ReadyRN Handbook for Disaster Nursing and Emergency Preparedness 2nd EDITION

2016년 12월 23일 1판 1쇄 인쇄
2016년 12월 30일 1판 1쇄 발행

지은이 | Tener Goodwin Veenema
옮긴이 | 김미영 · 양복순 · 최미숙
펴낸이 | 김진환
펴낸곳 | 정담미디어 · (주) 학지사
04031 서울특별시 마포구 양화로 15길 20 마인드월드빌딩
대표전화_ 02-330-5188 팩스_ 02-326-0338
등 록 | 2010년 2월 8일 제313-2010-36호
메 일 | jdmpub@jdmpub.com
홈페이지 | http://www.jdmpub.com

ISBN 978-89-6069-599-3 93510

가 격 | 22,000원

※ 정담미디어는 학지사의 자매회사입니다.

2ND EDITION

비상사태 대비를 위한

재난간호 핸드북

ReadyRN

Handbook for Disaster Nursing and Emergency Preparedness

Tener Goodwin Veenema 저

김미영 양복순 최미숙 공역

ELSEVIER

정담미디어

역자 소개

김미영 이화여자대학교 간호대학

양복순 예수대학교 간호학과

최미숙 예수대학교 간호학과

역자 서문

최근 지구촌은 곳곳에서 발생하는 이상기후와 지진, 신종 전염병의 등장, 테러 위협의 증가 등으로 인명피해와 물질적 · 정신적 피해가 급증하고 있다. 우리나라도 2015년 예상치 못했던 MERS의 확산으로 인해 상당한 고통을 치렀으나, 아직도 우리는 언제 닥칠지 모르는 재난이라는 위협 속에서 살고 있다. 따라서 재난은 국가적인 과제일 뿐 아니라 국제적인 해결 과제로 급부상하고 있으며, 온 인류가 대응하고 대비해야 할 과제이다.

우리나라와 가까운 일본에서는 어떤 재해라도 초기에 소홀하지 않고, 즉각 경보의 최고 단계로 선포하여 대대적으로 초기 진압에 나서는데, 이를 통해 예방이 얼마나 중요한지를 보여 주고 있다. 재난관리는 재난의 복구보다는 대응이, 대응보다는 예방이 최우선임을 익히 알고 있지만 실제 재난이 발생하면, 간호사들이 재난에 얼마나 신속하고 효율적으로 대응할 수 있을지 장담하기 어렵다. 이 책의 저자인 Tener Goodwin Veenema는 위기 상황에 대응해야 하는 간호사들의 준비가 미흡하다고 생각하여 재난간호 핸드북을 집필하게 되었다. 이에 역자들은 한국 상황 역시 다르지 않다는 것에 동감하면서, 이 핸드북을 통해 국내 · 외 재난관리에 대응할 수 있게 해 주는 간호사를 위한 지침서가 될 것이라고 믿어 의심치 않는다.

이 도서는 휴대가 편리하도록 핸드북으로 제작되었으며, 각종 전염병과 자연재해, 인재, 기술재해 등과 관련하여 유용한 정보가 모두 담겨 있다. 이 책을 읽는 독자들이 재난에 관심을 가지고 이 핸드북을 늘 가까이 한다면, 재난에 대비한 지식과 기술을 갖추고 비상사태 시 위기 상황에 처한 대상자를 간호하고, 나아가 자신과 지역사회를 안전하게 지키는 데 필요한 지침서로 활용될 수 있을 것이다.

끝으로 재난간호와 관련한 저 · 역서가 앞으로도 활발하게 출간될 것으로 기대하면서 이 책이 나오기까지 도움을 주신 정담미디어 김진환 사장님과 이 책의 편집을 세심하게 작업해 주신 관계자 여러분께 진심으로 감사의 말씀을 드린다.

2016년 12월
역자 일동

저자 서문

핸드북의 목적

『재난간호 핸드북』은 오늘날 간호사를 위해 제작되었다. 우리의 의료 현장은 변화무쌍하게 변화하고 있고, 간호사는 보건의료(health care)에 대응해야 하는 상황임에도 준비가 미흡한 상황이다.

2005년 8월에 발생한 허리케인 카트리나는 의료계에 자연재해의 발생과 강도에 대한 많은 시사점을 남겼다. 생물학적 · 화학적 · 방사선 물질 테러에 대한 위협이 무섭게 지속되고 있으며, 다른 돌발적 전염 질환과 함께 조류독감과 유행성 독감이 국제 보건의 한계를 드러냈다.

이 핸드북은 모든 의료계에서 종사하고 있는 간호사를 위해 포괄적이면서도 집약적인 내용을 담고 있으며, 핸드북으로 제작되어, 휴대가 가능해서 가방이나 핸드백에 들고 다니기 용이하다. 또한 이 책은 간편한 사용을 목적으로 제작되었으며, 간호사가 유용한 모든 주요 정보를 얻을 수 있도록 하였다. 책에 소개된 요약된 정보와 임상에서의 의사결정지원은 간호사가 어떤 재난이나 공중보건 비상사태에도 적절하게 대처할 수 있으며, 환자를 보호하고 간호할 수 있고, 자신과 가족을 안전하게 지킬 수 있도록 도울 것이다.

핸드북의 사용법

이 핸드북을 항상 가까이에 둔다. 쉽게 참조할 수 있도록 제작된 이 책은 간호를 하는 시점에서 응급상황 정보를 위한 완벽한 자료이며 지침서이다. 또한 현장, 병원, 사무실 혹은 진료 상황, 장기요양시설이나 방문간호현장에서 당신을 안전하게 보호할 수 있도록 해주며, 아무리 심각한 상황에도 대응할 수 있도록 준비시킬 것이다.
이 책을 이용하면 당신의 가장 중요한 질문에 응답할 수 있다.

- 나 자신을 어떻게 안전하게 지키는가?
- 나의 환자를 어떻게 간호하는가?
- 누구에게 도움을 요청할 수 있는가?

- 이 상황을 어떻게 관리하는가?
- 나는 가족을 만나러 복귀할 수 있는가?

이밖에도 이 핸드북은 재난간호와 비상사태에 대비하여 더 잘 이해하기 위한 교육자료로 이용하거나 재난이 닥쳤을 때 현장에 대한 정보를 얻기 위해 사용할 수 있다. 각 장은 부분별로 나누어져 있으며, 각 장의 첫 페이지에 개요가 서술되어 있고, 장마다 설명하는 정보를 가이드로 이용하도록 되어 있다. 본문에 수록된 간단한 질문과 응답은 핵심적이면서 가장 빈번한 질문에 대한 간단한 답변을 담고 있다.

Tener Goodwin Veenema

목차

PART 1 기본 BASICS

PART 2 자연재해와 공중보건 비상사태 NATURAL DISASTERS AND PUBLIC HEALTH EMERGENCIES

CHAPTER 04 돌발적 전염성 질병 Emerging Infectious Diseases

PART 3 무기와 인재 재난

WEAPONRY AND HUMAN-CAUSED DISASTERS

CHAPTER 05 화학적 비상사태 Chemical Emergencies

CHAPTER 06 생물학적 물질 Biological Agents

CHAPTER 07 방사선 재난과 핵 재난 Radiological and Nuclear Disasters

PART 5 임상관리
CLINICAL MANAGEMENT

부록 가족의 재난대처 계획 Family Disaster Plan

PART 1

기본

BASICS

CHAPTER 1

재난 관리

Disaster Management

CHAPTER 1

재난 관리

Disaster Management

주요 정보

- 대중의 건강에 비상사태나 재난이 일어났을 때 헬스케어 제공자(healthcare providers)의 분명한 수요를 파악한다.
- 소속 기관의 비상사태 운영 계획에서 자신의 역할을 수행하도록 준비해야 한다.
- 응급상황에서 책임자가 누구이며, 응급상황도구(job action sheets, JAS)를 누가 작성하고, 응급상황도구가 어디에 있는지 확인한다.
- 다른 지역(시, 도, 정부)의 대처 수준과 어떻게 상호작용하는지에 대한 기본적인 이해를 한다.
- 재난 의사소통에 사용하는 언어를 안다.

간단한 질의 응답

핵심 질문: 재난 간호는 일상적인 간호 업무에 비해 무엇이 다른가?

빠른 답변: 재난 상황 동안 양질의 임상간호를 제공하는 기본은 같다. 그러나 간호의 일부 특성이 상황에 따라 변화한다. 간호의 초점이 "최소한의 손해를 보면서 최대한 많은 사람들에게 최대한 많은 음식을" 주는 것으로 바뀐다. 다음의 실무 구성요소들도 바뀔 수 있다.

1. 환자분류
2. 오염제거
3. 관리: 보고체계는 사건 지휘체계(incident command system, ICS)로 바뀐다.
4. 부족한 자원 할당
5. 넘치는 환자와 부족한 공간을 위한 시설 재설계/지정

개요

재난은 사회의 정상적인 기능을 와해하는 파괴적인 사건으로 광범위하게 정의된다. 또한 "인간에게 고통을 초래하고 도움 없이는 완화되지 않으므로 인간의 욕구를 야기하는 자연적 또는 인위적 발생"으로 정의된다(American Red Cross, North Dakota). 재난은 태초부터 인간 경험의 총체적인 부분으로 조기 사망과 삶의 질 손상, 건강상태의 변화를 야기한다.

Robert T. Stafford 재난 구호와 응급상황 지원법에 의하면(FEMA 592, June 2007), 주요 재난은 "미국 어떤 지역에서든 자연 재앙(예: 허리케인, 토네이도, 태풍, 홍수, 돌풍 홍수, 해일, 쓰나미, 지진, 화산 폭발, 산사태, 이류, 눈

폭풍, 가뭄 등) 또는 원인과 관계없이 일어나는 화재, 홍수, 폭발과 관련된 모든 것을 의미한다. 대통령이 충분히 심각한 피해규모라는 결정과 함께 시행령 하에 막대한 재난 원조를 보장하며, 시 · 도 정부기관과 재난 구호기관 등의 노력과 가능한 자원을 보완함으로써 손해, 손실과 아울러 고통을 완화하도록 돕는다.

헬스케어 제공자의 관점에서 재난의 발생시기, 기간, 범위, 영향에 근거하여 분류해 보면, 재난 용어는 치명적인 사건으로 언급되며, 사회의 보건의료 자원을 압도할 정도의 재해를 초래한다.

보건의료 시설은 원내 혹은 원외 재해 혹은 두 가지 모두에 의해 영향을 받을 수 있다. 원내 재해는 케어 환경에 지장을 줄 정도로 위협적인 시설 내 사건이다. 원외 재해는 사건의 결과로 인해 서비스 수요가 가능한 자원을 초과하게 되어 시설에 문제가 된다. 원외 재해는 광범위하게 자연적 혹은 인위적인 두 가지 범주로 분류할 수 있다. 외부와 내부(external and internal) 재난의 예는 표 1-1을 참조하면 된다.

재난 특성

재난은 일반적으로 자연재난과 인위적 재난의 두 가지로 분류된다. 이 두 가지의 독특한 특성과 차이를 이해하는 것은 분명한 계획을 세우고 상황에 대처할 수 있도록 돕는다.

표 1-1 외부와 내부 재난의 예

외부 재난		
자연적	**인위적**	**내부 재난**
눈보라/극심한 추위	테러	물/전기/냉난방 및 환기장치 고장
싸이클론, 허리케인, 태풍	• 화학적	화재/폭발
가뭄	• 생물학적	침수
지진	• 방사선	의료용 가스 손실
무더위/폭염	• 핵	화학적/방사선 누출
홍수	• 폭발적	폭력/인질극
토네이도	운송 사고	엘리베이터 응급사태
쓰나미	산업 사고	건물 붕괴
화산 폭발	화학 물질 유출	작업을 완수하지 못하는 직원의 무능력
산불		

자연재난

세계건강기구는 자연재난을 "생태학적 파괴의 결과 또는 피해 지역의 조정 능력을 초과하는 위협"이라고 정의한다(Lechat, 1979). 자연재난은 종류가 많으며, 다양한 특징을 가진다.

인위적 재난

인위적 재난은 재해의 원리나 직접적 원인이 식별 가능한, 고의적, 또는 그 반대인 사건으로 세 가지 범주로 구분된다.

1. 복잡한 응급사태
2. 기술적 재난
3. 자연 위험을 촉진하는 기술적 재난(Natural Hazard Triggering a Technological Disaster, NA-TECHS) 또는 결합 재난

복잡한 응급사태

복잡한 응급사태는 전쟁, 시민 폭동, 또는 다른 정치적 갈등 때문에 사람들이 심각한 피해를 겪는 상황이다. 어떤 재난은 가뭄, 기근, 병, 정계 불안과 같은 결합의 결과이며, 이로 인해 수백만 명의 사람들이 고향을 떠난다.

기술적 재난

기술적 재난은 다음에 의해 수많은 인구나 재산, 지역 인프라, 경제 복지 등이 직접적으로 불리하게 영향을 받는 사건이다.

- 주요 산업 사고
- 방사선 불시 유출
- 위험한 물질(석유, 화학 물질, 방사선 물질)로 인한 화재나 폭발

자연 위험을 촉진하는 기술적 재난

자연 위험을 촉진하는 기술적 재난(NA-TECHS)은 자연재난이 이차 재난을 초래할 때 발생하며, 이는 인간 환경에 결함을 초래한다. 예로는 지진으로 인해 화학 물질이 폭발되는 경우이다.

대부분의 재난이 자연적 혹은 인위적인 것으로 구분될 수 있으나 모든 재난은 각각의 독특한 특징을 가지고 있어 획일화된 재난 계획을 세울 수 없다. "모든 위험" 계획이야말로 사회와 조직적 준비의 핵심이다. 이런 재난의 특징이 개

인과 지역사회에 미치는 영향을 이해하는 것은 안전하고 시기적절하고, 적절하게 대응하는 데 중요한 요건이다.

재난 관리 연속체

각각의 재난은 독특한 사건이다. 재난의 특징을 아는 것과 이런 특징이 재난마다 어떻게 다른지를 이해하는 것 모두 중요하다.

재난은 다음과 같은 네 가지 특징에 의해 정의된다.

- 발생시점
- 발생기간
- 발생범위
- 영향

재난 발생시점

재난 발생시점은 아무 경고 없이 갑자기 일어날 수 있다. 그러나 일부의 경우 최소한의 선행 경고가 있을 수 있다. 다음과 같은 재난이 일어난 시기와 미치는 영향을 고려한다.

- 모든 사람들이 잠든 늦은 밤에 발생한 지진
- 사람들이 일하고 있는 한 낮에 강타한 토네이도
- 사람들이 많이 모인 행사에서의 폭탄 폭발

재난 발생기간

재난 발생기간은 시작 시간부터(예: 지진이 시작하면서 발생하는 진동) 당면한 위기가 지나간 시간까지(예: 지진이 멈추면서 생기는 진동) 측정된다. 일부 재난은 시작과 끝이 상당히 빠르고, 시작부터 끝까지 걸리는 시간이 몇 초 혹은 몇 분이 걸릴 수 있다. 허리케인, 범람, 산불, 극심한 경우에 가뭄 또는 기근과 같은 재난은 훨씬 더 오래(몇 시간, 수일 혹은 몇 달에 걸쳐) 걸린다.

재난 발생범위

재난의 규모 또는 범위는 재난으로 인해 피해를 받은 지리적 영역 또는 지역이다. 재난은 작은 이웃마을이나 도시와 같이 밀집 지역으로 국한될 수 있다. 반대로 대규모 지역(예: 해변가에 위치한 다섯 개의 주)에서 발생할 수 있다.

재난 영향

재난 영향은 좀 더 구체적으로 인구 혹은 지역 인프라가 영향을 받은 정도를 다룬다. 재난은 정말 소수의 인구나 지역 자원이 영향을 받게 되는 지역에서 일어날 수 있거나 많은 인구와 지역 인프라의 대부분이 파괴되거나 손상받는 지역에서 일어날 수 있다.

모든 재난 대응은 지역 차원에서 시작되며 예를 들면, 지역사회는 큰 일이든 작은 일이든, 일어날 모든 일에 대해 반드시 준비되어 있어야 한다. 지역사회에서는 성공적인 재난 대응을 위해 다음을 설명해야 한다.

- 재난 위기와 위험(모든 위험)을 확인하고 예견한다.
- 물질적 자원과 숙련가를 준비하여 이런 위기와 위험에 대처한다.
- 자원을 효율적으로 사용하여 지역사회와 지역사회 복구를 도울 수 있도록 포괄적인 계획을 세운다.
- 재난으로부터 배우고, 배운 것을 미래에 있을 재난에 대비하여 반영한다.

효과적인 계획은 재난 관리의 가장 중요한 요소이며, 조직의 에너지를 동원하고 모으기 위해서는 강한 리더십이 필요하다. 재난 관리는 재난에 대응하는 것부터 복구하는 것까지 준비하는 순환과정이다. 이 순환 과정은 다섯 가지 단계로 구성된다(그림 1-1, 표 1-2, 박스 1-1).

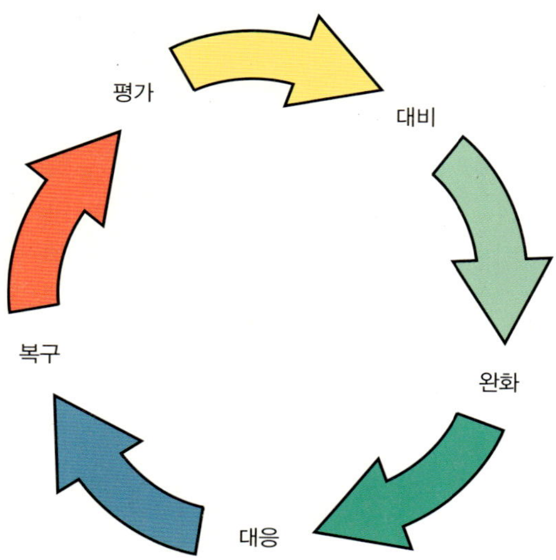

그림 1-1 재난 관리 연속체

표 1-2 재난 연속체와 관련된 간호 조치(actions)

	사전 영향	영향	사후 영향
시간	0~24시간	24~72시간	72시간 이상
재난 연속체	대비	대응, 완화	복구, 평가
간호 조치	지역사회 재난 계획 수립에 참여한다. 지역사회 재난 위험 사전평가에 참여한다. "모든 위험" 접근 방식에 대한 위험 요소를 분석한다. 위험에 대응한다. 취약점을 분석한다. 재난 예방 방안을 시작한다. 위험을 예방 또는 제거한다. 위험에 처한 인구를 이동/재배치한다. 대중의 인식을 위한 캠페인을 한다. 조기 경고 체계를 구축한다. 재난 훈련과 실전 훈련을 수행한다. 모든 간호사들의 교육과 훈련에 대한 필요성을 제시한다. 응급 간호 인력자원의 알림, 이동, 분류를 위한 재난 간호 데이터베이스를 구축한다. 재난 간호 대처의 모든 요소들에 대한 평가 계획을 세운다.	현지 재난 대응 계획을 활성화한다. 알림과 초기에 대응한다. 리더십으로 사건을 통제한다. 상황 보고실이 설립되어야 한다. 통신방법을 정립한다. 현장에서 피해와 요구사정을 수행한다. 탐색하고, 구조하고, 탈출시킨다. 현지 병원과 피난처를 마련한다. 환자를 분류하고 이송한다. 현재 감지되는 위험을 감소시킨다. 기관마다 개별적인 재난 계획을 활성화한다. 상호 도움 관계를 위한 필요성을 확보한다. 주와 정부 자원을 통합한다. 지속적인 환자 분류와 간호를 제공한다. 피해인구의 건강 요구를 평가한다. 안전한 피난처를 확보하고 충분한 음식과 물 공급을 전달한다. 위생을 확보하고 쓰레기는 치운다. 질병 감시와 매개체를 통제한다. 추가적인 간호인력이 필요한지 사정하고 활성화한다(재난 간호 대응 계획).	간호와 진료를 지속적으로 제공한다. 질병감시를 계속한다. 음식의 안전과 물 공급을 점검한다. 재난현장에서 철수한다. 공중보건 인프라를 복구한다. 환자를 적절한 수준의 치료 시설로 재분류하고 이송한다. 가족들이 재회하게 한다. 생존자의 신체 건강 결과를 장기간 모니터한다. 생존자의 정신 건강 상태를 모니터한다. 직원들을 위한 상담과 질문을 제공한다. 직원들이 쉴 수 있도록 적절한 시간을 제공한다. 재난 간호 대응 조치를 평가한다. 초기의 재난 준비 계획을 수정한다.

TM Tener Goodwin Veenema.

박스 1-1 재난 관리 연속체의 5가지 단계

1. **대비**는 재난 발생 전에 대응을 준비하기 위한 사전 계획 노력을 의미한다. 재난 계획은 발생할 재난 위험을 사정하고 잠재적 피해를 평가한다.
2. **완화**는 발생할 수 있는 피해, 장애 또는 인명피해 정도를 제한하기 위해 조치를 취함으로써 재난의 영향이 인간 건강과 지역사회 기능에 미치지 않도록 시도한다.
3. **대응** 단계는 생명을 구하고, 응급구조를 하며, 통신과 교통수단과 같은 손상된 시스템을 복구하고, 피해를 최소화하면서 피해자에게 간호와 응급처치를 제공하는 재난 계획의 실제적인 수행이다.
4. **복구** 작업은 지역사회의 안정화와 이전 상태로의 복구작업에 초점을 둔다. 손상된 건물을 재건축하고 인프라를 복구하는 것에서부터 인구 재배치 및 정신건강 중재를 시행하는 것까지 다양할 수 있다.
5. **평가**는 미래에 닥칠 재난을 대비하고 더 나은 계획을 세우기 위해 현재 재난 대응 노력을 평가하는 것이다.

연방정부 비상관리기관(Federal Emergency Management Agency, FEMA)은 재난 관리 연속체의 4가지 단계만을 공식적으로 인정하지만, 평가는 간과되기도 하는 재난 관리의 중요한 단계이다.

- 대비
- 완화
- 대응
- 복구
- 평가

간호사의 역할

간호사는 재난 대응 계획을 구현하고 효과적으로 조정하는 데 중요한 역할을 한다. 간호사는 재난 환자 분류와 환자 이송 및 잠재적으로 많은 수의 피해 치료에 직접적으로 참여한다.

간호사는 재난 발생 이전에 재난 대응 훈련을 받았을 수도 있고 아닐 수도 있다. 재난 간호 자원과 적시 훈련 프로그램에 대한 접근성이 적극 권장된다. 간호사는 면허가 없는 헬스케어 제공자를 감독할 것이다.

재난 보건의료 정책의 지속적인 변화는 국가의 공중 보건 인프라에 대한 강조, 정보 기술 및 통신 시스템, 예방 접종과 항생제 치료 가이드라인, 교육 준비, 일상적인 건강 실천의 다양한 측면에 강조를 두고 초점을 맞출 것이다. 간호사는 기획자, 정책 입안자, 교육자, 개인, 지역사회 구성원, 전문 기관의 구성원으로서 재난 대비와 대응과 관련된 보건의료 정책 설립 과정을 이해하고 참여해야 할 필요가 있다. 여기에는 재난 발생 단계 과정에서 개인뿐만 아니라 조직적 수준에서 지역, 주, 국가, 정책 발표에 대한 이해를 필요로 한다.

세계화는 오늘날 재난 구조를 포함한 보건의료의 모든 분야에서 논의되기도 한다. 간호사는 국제간호사협회 및 세계보건기구를 통해 국제적인 정책 개발에 참여하고 있다. 국가간의 경계가 점차 덜 엄격해지고, 접근성이 향상되는 대신에 재난의 빈도와 범위가 점차 증가하기 때문에 국제 재난 대응과 계획에 간호사의 직접적인 참여는 점차 중요해질 것이다.

대응 수준

재난 응급에는 다음의 세 가지 대응 수준이 있다.

- 지역
- 주
- 연방 정부

지역의 대응

재해 대응의 대부분은 지역 수준에서 시작한다. 재난의 규모나 크기에 상관 없이, 지역사회는 재난에 즉각적으로 대응할 것이다. 지역 수준의 재난 대응기관은 경찰서, 소방서, 공공 건강기관, 구조 서비스, 적십자사이다. 이러한 기관이 일차적으로 우리 지역사회를 보호하고 아마도 “앞장설 것”이다(긴급 구조대원들). 현지 병원들(첫 수신자들)은 내부 혹은 외부 재난의 경우에 대비한 자원 활성화를 위해 응급사태 운영계획을 세워야 할 필요가 있다. 병원의 재난 위원회의 책임은 다음과 같다.

- 병원에서의 재난이 무엇인지를 정의한다.
- 의료기관협의회(Joint Commission)에 의해 개발된 규범과 지침 및 구조 준비를 설명하는 현지 규정을 검토한다.
- 재난 통제보고시스템과 일관된 응급상황 운영계획을 만들어 법적인 제재를 받지 않으면서 구조대원들이 보고, 운영, 계획, 실행계획, 재정과 행

정을 관리하도록 한다.

- 기관이 바뀌고, 규정이 수정되거나 계획의 문제점이 밝혀지면 병원의 계획을 새로 작성하고, 검토하고, 갱신한다.
- 구조자 역할을 명확히 하고, 부서 내에서 리더십을 미리 결정하여 각 부서를 지원한다.
- 각 부서 계획에 대한 균일한 형식을 만들며, 여기에는 인력, 장비 및 소모품에 대한 외부 자원을 포함한다.
- 근무 중인 직원과 비번인 직원에게 연락할 수 있는 간결한 알림 시스템을 만든다.
- 현지, 지역, 주의 계획을 병원 계획의 설계에 통합한다.
- 현지, 지역, 주의 재난 계획 개발에 참여한다.
- 모든 직원이 재난 활성 프로토콜을 알게 하고 교육하고 재교육한다.
- 시스템을 확인하는 훈련을 시행하고 평가하며, 다시 계획을 수정하고 개선한다.
- 해당 기관과 지역사회의 재난 계획 실행을 비평한다.

주의 대응

재해의 종류와 규모에 따라 지역사회 외부로부터의 자원이 사건을 통제하고 재 발생을 막기 위해 필요할 것이다. 해당 주의 자원이 필요할 경우, 주 단위 긴급구조 관리실(State Emergency Management Office, SEMO)은 주 단위 긴급구조 운영센터(State Emergency Operations Center, EOC)를 활성화한다. 권역의 주 단위 긴급구조 관리실 대표는 국가 주 단위 긴급구조 운영센터와 해당 주의 주 단위 긴급구조 운영센터 간의 연락망의 역할을 하고, 주 단위의 자원이 필요할지 또 언제 필요할지를 결정하기 위해 필요한 정보를 제공한다.

연방정부 대응

어떤 재난은 상당히 심각하여 대규모 구조와 복구가 이루어져야 하고, 대부분의 경우 지역사회나 주에서 제공된 자원 이상을 필요로 한다. 이러한 상황에서 재난 대응은 국가적 수준이며, 해당 주는 정부에 지원을 요구할 수 있다. 이때 정부의 대응은 국가 재난 관리 시스템(National Incident Management System, NIMS) 하에서 이루어진다.

국가 재난 관리 시스템

국가 재난 관리 시스템은 재앙적 테러행위를 포함하며, 재난의 원인과 규모 또는 복잡성에 관계없이 재난 사건으로부터 대비, 예방, 대응, 복구하기 위해 정부와 주, 지역, 부족 자치기관, 민간, 그리고 비정부기관과 함께 효율적이고 효과적으로 일할 수 있도록 전국적으로 일관된 대응책을 제공한다.

국가 재난 관리 시스템은 모든 수준에서 효과적이고 협력적인 사고관리가 가능하도록 일련의 핵심적인 정책, 개념, 원칙, 용어, 조직과정을 나타낸다. 이 시스템은 운영적 사고 관리나 자원을 배치 계획하는 것은 아니다. 국가 재난 관리 시스템에 대한 정보를 얻거나 국가 재난 관리 시스템 서류를 다운로드 받으려면 다음 웹사이트 http://www.fema.gov/emergency.nims/indenx.shtm.를 참조하면 된다.

국가 대응 체제(NRF)는 모든 수준에서 사고 관리 틀을 제공한다. 이 틀은 테러, 주요 자연재해, 주요 응급사태 등을 예방하고, 대비하고, 대응하고, 복구하는 것을 포함한 활동의 범위를 집대성한다. 국가 대응 체제는 사고 관리 정책–국토 안전, 응급사태 관리, 법 강화, 방화, 공공업무, 공중 보건, 구조자와 복구 근로자, 건강과 안전, 응급 구조 서비스, 민간 분야–실무와 과정을 가장 잘 포함하며 통합된 구조로 연결한다. 사건이 발생한 경우 어떻게 정부가 주, 지역, 자치기관 및 민간 분야와 잘 조정하여 협력하는지의 기본을 형성한다. 또한 다음을 성취하도록 돕는 프로토콜을 확립한다.

- 생명을 구하고 대중, 구조자와 복구 근로자의 건강과 안전을 지킨다.
- 국토의 안전을 지킨다.
- 테러행위를 포함하여 앞으로의 사고와 발생을 예방한다.
- 주요 공공 기반 시설과 자원을 보호하고 복구한다.
- 사건을 해결하기 위해 법 강화 조사를 시행하고, 범인을 체포하며, 기소와 귀속권에 대한 단서를 수집하고 보존한다.
- 재산을 지키고 개인, 지역사회, 환경에 미친 피해를 줄인다.
- 개인, 가족, 기업, 정부, 환경의 복구를 돕는다.

국가 대응 체제(NRF)에 대한 더 많은 정보를 얻고 싶으면, 다음의 웹사이트 http:www.fema.gov/pdf/emergency/nrf/nrf-core.pdf.를 참고한다.

재난 대비 계획

다양한 계획이 다양한 수준에서의 비상사태 대응을 지원하기 위해 설립되었다.

- 국가 대응 체제(National Response Framework, NRF)
- 사고 지휘체계(Incident Command System, ICS)
- 병원 사고 지휘체계(Hospital Incident Command System, HICS)

국가 대응 체제

이 계획은 비사상태 시에 정부가 어떻게 대처해야 하는가에 대한 계획을 제공한다. 국가 대응 체제(NRF)는 국내 사건 관리에서 "모든 위험"에 대한 접근으로 예방과 대비, 대응 및 복구 활동을 포함하며, 다음의 유용한 규정(protocol)을 포함한다.

- 생명을 구하고 국민과 구조자, 복구 인력의 건강과 안전을 보호한다.
- 국토의 안전을 지킨다.
- 테러발생부터 테러행위를 포함한 초미의 사고를 예방한다.
- 사건을 해결하기 위해 법 강화 조사를 시행하고, 범인을 체포하며, 기소와 귀속권에 대한 단서를 수집하고 보존한다.
- 재산을 지키고 개인과 지역사회, 환경에 미친 피해를 최소화한다.
- 개인, 가족, 기업, 정부, 환경의 복구를 돕는다.
- 대처에 대한 자세한 정보는 15가지 비상사태 지원 기능을 통해 제공한다.

국가 대응 계획은 15가지 책임분야로 나뉘며, "비상사태 지원업무(Emergency Support Functions, ESF)"라고 불린다. 각각의 비상사태 지원업무는 국가적으로 중요한 재해 시 다른 기관에 조정지원, 자원 및 서비스에 대한 다양한 정부기관의 책임에 대해 설명한다. 15개의 비상사태 지원업무(ESF) 목록을 보려면 표 1-3을 참조한다. 국가 대응 계획에 대한 정보는 http://www.dhs.gov/dhspublic/interapp/editorial/editorial_0566.xml.에서 확인할 수 있다.

사고 지휘체계

사고 지휘체계(ICS)는 병원 혹은 보건의료 시스템 분야 외의 재난을 포함한다. 대처 현장에서 지방과 정부 구조자 간의 효과적인 협조는 중대 상황에서 성공적인 대처를 하는 데 핵심요소이다.

표 1-3 NRP 응급 지원 기능

ESF #(비상사태 지원 업무 #)	제목(TITLE)
ESF 1	교통
ESF 2	의사소통
ESF 3	보건 업무와 공학기술
ESF 4	진화
ESF 5	응급상황 관리
ESF 6	다수의 피해자 관리, 주택공급과 복지시설
ESF 7	자원 지지
ESF 8	공중 보건과 의료 서비스
ESF 9	검색과 구조
ESF 10	기름 및 위험한 물질 대처
ESF 11	농업과 자연 자원
ESF 12	에너지
ESF 13	보건 안전과 보안
ESF 14	장기간 지역사회 복구와 손실경감
ESF 15	대외 문제

재난 대처 시에 흔히 발견되는 문제점은 다음과 같다.

- 한 명의 관리자에게 지나치게 많은 사람들이 보고함
- 비상사태에 대처하는 조직의 구조가 서로 다름
- 사건에 대한 믿을 만한 정보가 부족함
- 부적절한 통신과 상반된 의사소통
- 기관마다 협조계획 체계 부족
- 권한체계 불분명
- 기관 간에 기술 격차
- 불분명하거나 구체적이지 않은 사건 목표

결과적으로 원활한 운영을 위해 8가지 원칙이 제시되었다.

1. 공통 용어: 기관마다 다양한 용어를 사용함으로써 야기될 수 있는 혼돈을 감소한다.
2. 모듈 기관: 사건지휘자는 상의하달 방식을 사용하여 업무를 위임할 것이다.
3. 통합된 의사소통: 통신 방침과 운영절차의 조정을 허용한다.

4. 통일된 지휘체계: 오직 한 명의 관리자에게만 보고한다.
5. 통합된 행동계획: 구두든 서면이든 제시된 목표와 목적을 따른다.
6. 관리할 수 있는 통제 범위: 한 명의 관리자에게 보고할 수 있는 개인의 숫자는 다섯 명으로 제한해야 한다.
7. 미리 지정된 사건 시설: 오염, 이송, 기자회견을 위한 지역은 명확하게 구분되어야 한다.
8. 전반적인 자원 관리: 독립적인 자원을 조정하여 인력과 의사소통이 어수선해지는 것을 피한다.

상황에 대처하는 많은 기관이 서로 다른 목표를 가짐으로써 발생하는 혼란을 최소화하기 위해 사고 지휘체계(ICS)가 만들어졌으며, 구조자가 법적 한계에 방해를 받지 않고 구조화된 방식으로 사건의 복잡성과 수요를 효과적으로 처리하도록 한다. 의사소통과 응급상황 대처 계획을 통제하기 위해 사고 지휘체계(ICS)는 비상대책기능을 지휘, 운영, 기획, 군수보급, 재정과 관리 등 5가지로 나누었다. 병원과 기관 직원은 직원이 동원될 수 없거나 다친 경우에 대체인력으로 이러한 모든 역할에 능숙하도록 상호교육을 제공한다. 간호사의 개별적인 역할은 해당 조직과 기관에서 사고 지휘체계(ICS)의 구체적인 이행에 따라 달라질 것이다.

사고 지휘체계(ICS)에 대한 추가 정보에 대해서는 그림 1-2를 참조하고, 다음 웹사이트 http://www.osha.gov/SLTC/etools/ics/index.html.를 참고한다.

사고 지휘체계의 구조

지휘 요원(staff): 대책 운영의 전반적인 책임을 맡는다. 지휘 요원은 사고 지휘체계에서 가장 높은 지위이다.

- 재난현장 지휘관: 재난현장 지휘관의 사명은 재난현장의 운영을 조직하고 지시하는 것이다. 재난현장 지휘관은 주 단위 긴급구조 운영센터(EOC)를 설정한 후 초기 대응 조치 계획을 세우기 위한 회의를 시작한다. 재난현장 지휘관은 "행동가"보다는 "지휘자"로 행동하고, 하부수준보다는 상부수준을 관리한다.
- 안전과 보안 담당자: 안전 담당자의 사명은 재난 작업 동안 요원, 시설, 환경의 안전을 지키는 것이다. 안전 담당자는 안전과 위험상황과 관련된 최종결정을 내릴 권한을 가진다.

- 연락 담당자: 연락 담당자의 사명은 외부기관을 위한 연락망으로서의 기능을 한다. 재난 기간 동안 병원에서부터 지역, 주, 정부기관에 이르는 모든 의사소통은 이 연락 담당자를 거침으로써 중복된 요청이나 상반된 정보전달을 방지한다.
- 보건 정보 담당자: 보건 정보 담당자는 대중 매체에 정보를 제공하는 책임이 있다. 재난 관리자는 병원의 대처에 대한 대중의 인식을 형성하거나 파괴할 수 있다는 것을 반드시 알고 있어야 한다.
- 의료/기술 전문가: 다양한 상황에 대한 지침을 제공한다(예: 생물학, 화학적, 방사선, 의료행정)

일반 요원: 다음 4가지 항목 중 한 가지를 수행하고 이는 리더가 결정한다.

1. 운영: 재난 구호 동안, 운영 요원의 임무는 의료 및 간호와 같은 환자관리와 관련된 활동을 감독하는 것이다.
2. 계획: 계획 요원의 사명은 사건행동계획(Incident Action Plan, IAP)의 개발과 계획이 필요한 조직 내에서 정보를 수집하고 분배하는 것이다.
3. 군수보급: 군수보급 요원은 다른 부분에 필요한 모든 자원과 지원이 쉽게 사용할 수 있도록 하는 임무를 가진다. 여기에는 환경 유지와 공급물품, 장비, 음식 등의 확보를 포함한다.
4. 재정과 관리: 재정 요원의 임무는 자산의 활용을 확인하고 비상 대응에

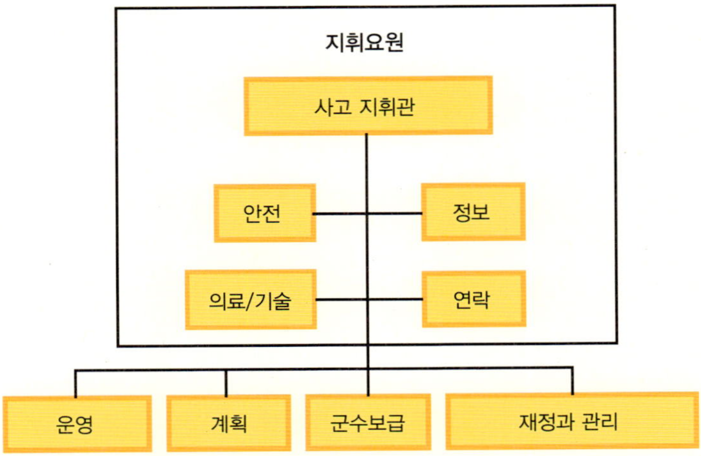

그림 1-2 사고 지휘체계 구조
출처: 질병관리본부 웹사이트(http://www.bt.cdc.gov)

필수적인 자원을 확보할 수 있도록 승인한다.

병원 사고 지휘체계

병원 사고 지휘체계(HICS)는 비상사태 관리 체계로 합리적인 관리 구조를 가지고 책임과 명확한 보고 라인, 공통적인 명명법을 제시하여 병원이 다른 응급 구조자와 협동하도록 한다. 병원 사고 지휘체계는 작업활동표에 기재되어 있는 명확한 대응 역할기능을 가지며, 그 역할을 수행하기 위해 필요한 각각의 기능적 역할과 업무를 명확하게 제시한다. 사고 지휘의 활용은 요원이 정해진 곳에서 주어진 업무를 수행하게 하고 재난 관리에 필요한 통제의 수준 관리를 제공한다. 병원 사고 지휘체계의 계획은 다음과 같은 장점이 있다.

- 예측 가능한 관리
- 특정 비상사태에 유연하게 대처할 수 있게 하는 탄력적 조직 구조
- 우선순위의 대응 체크리스트
- 맡은 역할의 책임
- 향상된 책임과 복구 비용을 위한 서류작성의 개선
- 의사소통을 촉진하고 외부지원을 원활하게 하는 공통 언어
- 의료조직의 비용효과적인 비상사태 계획

재난사건의 범위와 할당된 작업활동에 따라 병원 사고 지휘체계(HICS)에서의 간호사 역할이 결정될 것이다.

병원 사고 지휘체계에 대한 더 많은 정보는 다음 웹사이트 http://www.emsa.ca.gov/hics/hics.asp.를 참고한다.

국가적인 시나리오 계획

시나리오 #1. 핵폭발: 10,000톤의 근접지원 핵 장치

시나리오 #2. 생물학적 공격: 탄저균 확산

시나리오 #3. 생물학적 질병 발생: 범 유행성 감기

시나리오 #4. 생물학적 공격: 전염병

시나리오 #5. 화학적 공격: 수포 작용제

시나리오 #6. 화학적 공격: 독성화학작용제

시나리오 #7. 화학적 공격: 신경 작용제

시나리오 #8. 화학적 공격: 염소 저장고 폭발

시나리오 #9. 자연재해: 대규모의 지진

시나리오 #10. 자연재해: 대규모의 허리케인

시나리오 #11. 방사선 공격: 방사선 확산 장치

시나리오 #12. 폭발 공격: 근접 폭발장치를 사용한 폭탄

시나리오 #13. 생물학적 공격: 음식 오염

시나리오 #14. 생물학적 공격: 외국 동물 질병(발과 구강)

시나리오 #15. 사이버 공격

국가적인 시나리오 계획은 폭넓게 적용될 수 있고 능력의 범위에 초점을 둔다. 국가 대비 목표와 구조자 기준 능력에 대한 기반 설계를 제공할 뿐만 아니라 모의 훈련을 위한 기반 설계도 제공할 수 있다. 지역상황에도 적용될 수 있도록 개발되었다. 특정 지역이 특별히 염려스럽지만, 예를 들어, 정부기관들이 밀집한 워싱턴 DC, 금융시장이 있는 뉴욕, 무역과 상업이 발달한 다른 주요 도시(미국의 모든 지역이 하나 혹은 그 이상의 심각한 위험에 처한 취약지대) 등이다. 이러한 시나리오는 헬스케어 제공자의 대응뿐만 아니라 국가 대비 목표 측면을 위해서도 토대를 마련해야 한다.

간호사는 이와 같은 15가지 가능성 있는 재난 시나리오에 대해 알고 있어야 하며, 이러한 재난에 대한 대응 노력에 참여해야 한다.

효과적인 의사소통

재난 시에 효과적인 의사소통은 필수적이다. 결과를 개선하기 위해, 간호사는 "재난 용어"에 대해 훈련을 받아야 한다. 의사소통에 대한 계획은 필수적인 계획, 대비를 확실히 하기 위해 미리 개발되어야 하며 그 후 훈련이 이루어진다. 다음은 의사소통 계획을 만들 때 고려해야 할 8가지 규칙이다.

1. 이용자의 욕구를 충족할 수 있는
2. 경제적으로 실현 가능한
3. 신뢰할 수 있는
4. 극한 상황에도 견뎌낼 수 있는
5. 이용하기 쉬운

6. 자원이 제약된 환경에서 일할 수 있는
7. 정기적으로 사용하는
8. 규칙적으로 개정되고 수정된

다음은 의사소통 계획의 실행가능성에 영향을 미치는 세 가지 요인이다.

1. 제한된 의사소통: 주로 전화선과 같은 의사소통의 기반시설의 손상에 의해 발생한다. 재해를 입은 다른 주나 정부기관뿐만 아니라 개인에게 연락할 수 있는 능력을 저해할 것이다.
2. 지나친 의사소통: 많은 기관들이 상반된 정보를 주고받아 혼란과 비효율성을 초래한다.
3. 도움이 안 되는 의사소통: 관련 없고 부적절한 의사소통에서 발생한다. 예를 들어, 보도매체로부터의 전화 쇄도 혹은 걱정하고 있는 가족으로부터의 전화 쇄도는 연락망을 마비시킬 수 있고 병원 내의 통신을 방해한다.

더욱이 계획은 통신체계가 실행이 안 되는 경우에 대체방법을 세우기 위해 필요하다. 다음은 잠재적인 의사소통 방법으로 고려해야 할 내용이다.

- 전화선
- 휴대전화
- 이메일과 메시지
- 과부하 제어를 사용한다(휴대용 무선전화)
- 위성
- 무선 통신
- 아마추어 무선
- 라디오와 텔레비전
- 원격의료/인터넷
- 메신저, 서면 정보, 화이트보드와 같은 저 기술의 통신

질병관리본부(Centers for Disease Control and Prevention, CDC)에서는 헬스케어 제공자에게 비상사태 대응 의사소통에 관한 대규모 자원을 제공하고 있다(http://www.bt.cdc.gov/erc/).

미국 적십자

사명

미국 적십자(America Red Cross, ARC)는 봉사자의 인도적 기관으로 재난 생존자의 구호활동을 제공한다. 적십자는 비상사태를 예방하고, 대비하고, 대응하도록 돕고, 국회헌장과 국제 적십자 운동과 원칙하에서 일관된 서비스를 제공한다.

기본 원칙

국제 적십자 운동의 기본 원칙은 다음과 같다.

- 인간성
- 공평
- 중립성
- 독립성
- 봉사활동
- 통일성
- 보편성

국회헌장

1905년 국회헌장은 미국의 적십자가 "평상시에 국내와 국제적 구호활동 시스템을 수행하고 열병, 기근, 화재, 홍수, 다른 국난에 의해 발생하는 괴로움을 경감하는 활동을 수행하고 예방하기 위한 방법을 고안하고 수행할 것이다"(American Red Cross, nd). 이 헌장은 권력 위임뿐만 아니라 국가와 재난 생존자와 재난 업무를 돕는 기증자에 대한 사명과 의무를 포함한다.

적십자 구호활동은 개별적인 재난으로 생긴 즉각적인 욕구를 충족하는 것에 초점을 둔다. 재난이 닥치거나 불어 닥치면, 적십자는 기본적인 인간의 욕구에 대한 피난처, 음식, 건강과 정신건강 서비스를 제공한다. 이러한 서비스 외에도 적십자 구호활동의 핵심은 재난의 피해를 입은 개인과 가족에게 도움을 주어, 그들이 정상적인 일상활동을 독립적으로 할 수 있도록 돕는다. 적십자는 긴급 구조대원에게 음식을 제공하고, 다른 지역에서 걱정하고 있는 가족들의 요구사항을 해결하고, 재난 희생자에게 수혈을 해주고, 이들이 다른 가능한 자원을 지원받도록 돕는다.

핵심 내용

다음은 적십자에 대해 기억해야 할 핵심 내용이다.

- 인간 고통을 줄이기 위해 비상사태 시에 의회 행동을 요구하는 결과이다.
- 미국 적십자는 매해 국내에서 발생하는 1만 건 이상의 재난에 대응한다.
- 미국 적십자는 정부 보조금을 받지 않는다.
- 미국 적십자는 오로지 미국 시민의 기금을 받는다.
- 적십자의 모든 지원은 무료이다.

재난구호활동에서 적십자의 역할에 대해 중요하게 기억해야 할 것은 적십자는 자원과 지역, 주, 정부기관의 자원과 서비스를 보충하고, 재난 시에 지역, 주, 정부기관의 책임을 무시하거나 대신 하지 않는다.

지역에서의 미국 적십자

대부분의 국가에는 적십자 지부가 있고 일 세대 가구 방화와 소규모 홍수와 같은 지역사회 비상사태로 피해를 입은 사람들의 요구를 충족해 준다. 이러한 필요는 대게 단기간 머무를 수 있는 피난처, 음식과 옷, 정신 건강과 신체적 건강 서비스의 제공을 말한다.

주와 국가 차원의 미국 적십자

재해 수준이 해당 적십자 지부의 인적 · 물적 자원으로는 충당하기에 부족할 때, 해당 지부는 이웃지역이나 다른 지부에 도움을 청할 수 있다. 그런 상황에서 주 자체 내에서 감당할 수 있는 상황이 아닐 때, 적십자는 서비스 지역 내 혹은 나라 전체로부터 자원을 사용할 수 있다.

1996 항공기 참사 가족 지원법

1996년 국가 수송 안전회(National Transportation Safety Board, NTSB)는 항공기 참사 희생자와 가족의 욕구를 들어주기 위해 정부기관의 자원을 지방과 지역의 권위와 항공사 자원을 통합한 역할을 한다. 결과적으로, 항공기 참사에 대한 정부의 가족 지원 계획이 수립되어 이행되었다. 이런 계획에서는 상당한 수의 승객 사망과 부상을 포함하는 항공기 사고에 대응하여 항공사와 정부의 책임을 설명한다.

이외에 1996년의 항공기 참사 가족 지원법(Avitation Disaster Family Assistance Act, ADFAA)은 생존한 희생자들과 사망한 고인의 가족에게 가족지원과 정신건강 서비스 및 특정 종교와는 관계없는 장례식 제공 등의 국가 수송 안전회(NTSB) 복지사업기관을 명시한다. 따라서 국가 수송 안전회는 이런 서비스를 총괄 감독하는 미국 적십자로 명명되어 있다. 기준 이상을 충족하는 항공기 참사의 경우에 항공기 참사 가족 지원법(ADFAA)으로 규정되고, 미국 적십자의 국가 본부는 항공기 참사에 대한 정부의 가족 지원 계획에 동참하기 위해 특수 대응 팀을 파견할 것이다. 이 팀은 정신건강, 영적 보살핌을 포함한 욕구를 충족시키기 위해 지방, 주, 정부의 자원을 사용할 것이다.

항공기 참사에 대한 정부의 가족 지원 계획을 다운로드받으려면 다음 웹사이트 www. Ntsb.gov/publictn/2000/spc0001.pdf.에서 찾을 수 있다. 이는 국가 수송 안전회에서 만든 것으로 2000년 8월 1일에 공개되었다.

기타 재난 구호활동 기관

대규모 재난 시기 동안, 대부분의 지역사회는 재난 생존자들의 즉각적인 요구를 충족시키기 위한 충분한 자원을 정부로부터 받을 수 없다는 것을 아는 것은 중요하다. 이를 명심하여 국가 재난 계획은 다른 여러 기관들(공공 및 민간)의 협동과 파트너십으로 재난 생존자의 욕구 충족을 돕도록 하는 것이 중요하다. 다음은 미국 적십자 이외의 기관들이다.

- 구세군과 종교기관
- 범죄피해 서비스
- 보건의료기관
- 상업과 산업
- 특정 인구의 요구를 충족하기 위한 기관(예: 아동, 신체적 · 감정적 장애자, 노인, 다양한 문화적 인종적 배경을 가진 사람)
- 동물치료 서비스
- 노동조합
- 복지시설(예: 지역사회 정신건강센터)

재난구호에 참여하는 기관 정보를 알고 싶다면 국가 재난봉사기관 웹사이트 www. nvoad.org를 참고한다. 또한 미국 적십자와 관련된 정보를 찾으려면 웹사이트 htty://www.redcross.org를 확인해 본다.

국가 대응 체제

연방정부 비상관리기관(FEMA)은 ESF 6, ESF 5(정보와 계획), ESF 8(건강과 의료 서비스), ESF 11(음식) 보조 기관으로서 활동하는 미국 적십자와 함께 ESF 6(급식과 피난처 제공) 시행 주관기관이다.

PART 2

자연재해와 공중보건 비상사태

NATURAL DISASTERS AND PUBLIC HEALTH EMERGENCIES

CHAPTER 2

기상 관련 환경재해

Weather-Related and Environmental Disasters

주요 정보

- 자연재해의 빈도와 강도가 증가한다.
- 간호사는 자연재해의 각 유형과 관련된 사망률과 치사율에 대한 관심을 가짐으로써 대응준비를 더 잘할 수 있다.
- 자연재해는 간호사의 업무부담을 높이고 안전하지 않은 환경을 초래한다.
- 간호사는 해당 지역에서 자연재해를 통해 야기된 손상을 다룰 줄 알아야 한다.
- 간호사가 탐색과 구조훈련을 받지 않았다면 제2의 재난 피해자가 되지 않도록 재난현장에 혼자 투입되어서는 안 된다.
- 안전을 지킵시다! 시작하기 전에 환경의 안전을 확보한다.
- 연방정부 비상관리기관(Federal Emergency Management Agency, FEMA)는 자연재해 시 정부 주도 기관이다. 더 많은 정보는 www.fema.gov에서 찾아볼 수 있다.

개요

세계보건기구(World Health Organization, WHO)는 자연재해를 "생태학적 파괴의 결과 혹은 재해지역의 적응능력을 벗어난 위협"이라고 정의한다(WHO, nd). 자연재해는 다양한 유형과 특징을 가진다.

자연재해는 발생시점이 "빠른" 혹은 "느린" 시점으로 분류된다. 빠른 발생시점을 가지는 재난의 예로는 눈보라, 사이클론 및 허리케인, 지진, 극심한 폭염, 홍수, 토네이도, 쓰나미, 화산 폭발, 산불 등이 있다. 느린 발생시점을 가지는 재난의 예로는 가뭄이 있다. 자연재해는 예측이 불가능하고 통제할 수 없다. 그러나 이러한 재난들이 대략 같은 지리적 지역에서 발생한다는 것을 예측할 수 있다. 자연재해는 교통문제와 건물 훼손과 같은 장기적인 피해를 가져온다.

자연재해는 대자연의 직접적인 결과라는 측면에서 인간이 초래할 수 있는 환경재해와 다르다. 자연이나 인간에 의해 발생할 수 있는 환경재해의 예로는 건물과 구조적 붕괴, 화재, 식중독과 정전을 들 수 있다.

기상 관련 환경재해 유형

눈보라와 독감

눈보라는 겨울에 몰아치는 폭풍으로 저온(−6.7℃ 이하)이 특징이며, 강한 바람(시간당 최소 56km 혹은 그 이상)과 최소 3시간 동안 40km로 시야를 가리며 불어 치는 눈을 동반한다. 심한 눈보라는 시속 72km가 넘는 바람과 시야가 거의 안 보일 정도이며, −12℃ 이하나 그 정도이다. 극심한 추위는 자연재해로 대기온도가 그 지역의 평상시 낮은 온도보다 확연하게 떨어진다. 정확한 온도는 지리적 위치에 따라 다르다. 협소한 시야와 위험한 길 상태로 인해 자동차사고와 낙상사고가 발생할 수 있다.

눈보라와 동시에 정전이 되면 노인과 전력에 의존하는 환자들은 특히 취약하다. 난방을 할 수 없는 노인과 홈케어를 받는 환자 또는 산소공급을 받는 환자들은 저체온증을 예방하기 위해 특수한 숙박시설이 필요하다. 이러한 고려사항을 감안할 때, 수용능력문제가 갑자기 발생할 수 있다.

환경적 영향

- 눈/산 사태
- 침식
- 의사소통 방해
- 교통 체계 피해
- 가정화재
- 해빙과 홍수
- 식물과 동물 죽음
- 정전, 가스 수도 고장
- 난방 고장
- 보건의료 시스템 장애와 수용능력 초과

교통사고는 겨울태풍으로 인해 사망을 초래하게 되는 주된 원인이다. 겨울에 대비하여 차량을 관리하고 좌초 또는 도로에서 길을 잃었을 경우 대처하는 방법을 아는 것은 겨울철 안전운전의 열쇠이다. 겨울태풍으로 인한 사망률과 치사율에는 동상, 저체온, 이산화탄소 중독, 떨어지는 물체로 인한 타박상, 제설기 사용으로 인한 관통 외상, 제설로 인한 심질환 등이 포함된다. 동상은 추위에 노출되었을 때 나타나는 심각한 반응으로 환자가 영구적인 피해를 입을 수 있다. 동상의 증상은 감각 손실과 손가락, 발가락, 코, 귓 볼의 창백함이다. 저체온증은 체온이 34.4℃ 이하로 떨어진 상태이다. 저체온증의 증상은 멈출 수 없는 떨림, 어둔한 말, 기억손상, 자주 넘어짐, 졸림, 탈진 등이 있다.

간호

- 심폐소생술을 시행하고 외상 치료 준비를 한다.
- 저체온증, 동상, 낙상, 기타 부상을 알고 간호한다.
- 환자에게 안전한 환경인지 확인하고 적절한 난방과 응급물품을 확보한다.
- 위험에 처한 환자들의 보호의복을 살핀다.
- 화재연기로 인한 손상을 다룰 준비를 한다.
- 전기에 의존하는 개인을 보호하기 위해 전력을 위한 대안 장소를 안다(예: 학교, 교회, 호텔).

사이클론, 허리케인, 태풍

사이클론은 대규모의 태풍으로 중심부의 저기압이 특징이며 순환하는 바람의 움직임으로 둘러싸여 있다. 허리케인은 대서양에서 발생한 사이클론이고, 태풍은 태평양과 중국 해에서 발생한다. 태풍은 시속 103~274km이고, 허리케인은 시속 119~282km이다. 태풍과 허리케인은 다섯 가지 분류의 범주가 있다. 거센 바람 외에도 퍼붓는 듯한 비와 역류가 갑작스럽게 발생할 수 있다.

환경적 영향

- 전염병
- 홍수
- 산사태
- 이류
- 침식
- 수질 오염
- 식물/동물 죽음
- 건물/구조적 훼손
- 통신 장애
- 정전/가스 수도 고장

- 보건의료 시설 훼손
- 보건의료 시스템 장애와 수용능력 초과
- 교통 시스템 피해

간호

- 적시에 대피할 수 있도록 도와줄 준비를 하고 피해 인구에게 숙소를 찾아 준다.
- 수질오염으로 발생한 장기 질병과 외상, 부상에 대비한다.
- 본인이 속한 시설의 재난 계획과 연간 업데이트된 내용을 숙지한다.
- 주의나 경고가 발령되자마자 바로 대응할 준비를 한다.
- 사회복지 업무와 정신과 상담의뢰가 필요할 수도 있다.

가뭄

가뭄은 일시적, 장기기간(적어도 한 계절) 동안 적정 강수량의 부재로 특정 지역에 물 부족을 초래하며, 물을 필요로 하는 사람과 동물, 식물에게 영향을 미친다. 가뭄은 어느 지역에서나 발생할 수 있지만 다양한 방식으로 나타날 수 있다. 정상 강우량이지만 물의 사용량이 증가하거나 수질이 오염된 경우에 가뭄이 나타날 수 있다.

환경적 영향

- 전염병
- 침식
- 화재
- 식중독
- 식물/동물 죽음

간호

- 탈수, 식품 매개 혹은 수인성 질병, 진드기매개 혹은 벼룩에 의한 질병, 영양실조/영양불균형으로 인한 질병을 다룰 준비를 한다.
- 충분한 생수병을 준비한다.
- 산불에 의해 야기되는 호흡기 질병을 다룰 준비를 한다.

지진

지진은 지구표면에서 제동 및 지각판의 이동으로 인해 지구가 갑자기 빠르게 흔들리는 것이다. 지진은 자연재해 유형 중 가장 파괴적이고 무섭다. 먼 거리에서 건물에 구조적인 피해를 줄 수 있고, 홍수 등 다른 자연재해 발생을 야기할 수 있다.

환경적 영향

- 쓰나미
- 산사태
- 눈사태
- 홍수
- 화재
- 화학물질 유출
- 식물/동물 죽음
- 건물/구조적 붕괴
- 댐 붕괴
- 공중보건 기반시설 파괴
- 보건의료 시설 피해
- 교통 시스템 피해
- 통신 장애
- 보건의료 시스템 장애와 수용능력 초과

간호

- 부상을 입었지만 걸을 수 있는 환자는 자가 이동한다.
- 상처 세척 및 상처조직 절제술을 준비한다.
- 심한 골절과 머리 부상에 대해 준비한다.
- 환자의 의식주 요구를 맞추도록 준비한다.
- 심한 불안이나 우울과 같은 다양한 정신건강 문제가 있는 환자를 돌보기 위해 준비한다.
- 갇혀 있거나 구출된 피해자에게 외상이 흔하게 나타난다.
- 트라우마와 구별되는 외상 증후군은 많은 장기에 영향을 미치고, 지진 후 가장 흔한 사망원인이다(박스 2-1).

박스 2-1 외상 환자를 다루는 주요 단계

- 현장에서 초기 수액관리의 중요성을 고려한다.
- 입원 후 환자에게 들어가는 수액 양과 나오는 소변 양을 주의 깊게 모니터한다.
- 전해질 불균형을 교정한다.
- 보건의료팀은 구명 방법으로 투석이 필요하다는 것을 기억한다.

출처: Data from Sever MS, Vanholder R, Lameire N: Management of crush–related injuries after disasters, New Engl J Med 354:10, 2006.

외상과 외상 관련 급성 신부전

외상 관련 급성 신부전은 미오글로빈(myoglobin)과 요산(uric acid)의 축적으로 인한 신장 관류의 이상 또는 관내의 폐색으로 인해 나타난다. 조기 수액요법(첫 6시간 내, 피해자가 구출되기 전이 좋음)이 중요하다. 권장되는 수액은 등장성 수액으로 시간당 1L의 속도로 주입하고, 돌무더기에 깔려 있었던 피해자(환자)는 구출되자마자 저장성 수액을 즉시 주입한다. 초당 중탄산나트륨(sodium bicarbonate) 50mEq를 주거나 저장성 세 번째 수액(대개 첫 날은 총 200~300mEq를 준다)에 혼합하는 것은 소변의 산도를 6.5 이상으로 유지하고 미오글로빈과 요산의 관내 축적을 예방한다.

무더위/폭염

무더위/폭염은 오랜 기간 지속되는 고온 다습한 자연재해이다. 폭염이 발생하는 지역에 따라 고온의 정도와 폭염이 지속되는 시간이 다를 수 있다. 낮 기온이 40.5℃이거나 이상일 때, 밤 기온이 26.7℃ 이상일 때, 그리고 고온이 최소 48시간 이상 발생할 때 폭염으로 간주한다.

환경적 영향

- 가뭄
- 산불
- 침식
- 식물/동물 죽음

간호

- 탈수, 일광 화상, 열사병, 열부종, 땀띠, 열경련, 열강직, 열실신과 같은 일사병 및 다른 더위 관련 질병을 다루기 위해 준비한다.
- 체온을 낮추는 장치가 즉시 작동하도록 해야 한다.
- 모든 일사병/열실신 피해자는 빠르게 체온을 낮추고 응급시설로의 즉각적인 수송이 이루어져야 한다.
- 산불로 인해 야기될 수 있는 호흡기 질환을 다루도록 준비한다.
- 탈수징후와 증상을 치료하기 위해 경구수분보충 수액과 충분한 생수병, IV 수액, 냉각 팩, 분무기, 선풍기를 준비한다.
- 탈수, 음식매개 혹은 물 매개 질병, 진드기 매개 혹은 벼룩매개 질병, 영양실조/영양불균형 질병을 다루도록 준비한다.

홍수

홍수는 장기간 폭우, 강이나 시냇가 범람, 혹은 갑작스런 해빙과 같은 원인 중 하나 혹은 그 이상의 원인으로 침수가 되는 자연재해이다. 홍수는 지진이나 쓰나미와 같은 자연재해로 인해 발생할 수 있다. 홍수는 심각한 사망률과 치사율을 나타낸다.

환경적 영향

- 화재
- 전염병
- 산사태
- 침식
- 식물/동물 죽음
- 수질/음식 오염
- 건물/구조적 붕괴
- 통신 장애
- 의료시스템 장애
- 정전/가스수도 고장
- 보건의료 시설 피해
- 교통 시스템 피해

간호

- 물 중독, 흡인, 익수, 압박손상, 골절, 감전사, 저체온증과 같은 외상성 손상을 다룰 준비를 한다.
- 대장균, A형간염, 세균성 이질, 비브리오와 콜레라와 같은 음식매개와 물 매개 질병, 모기에 의한 말라리아와 같은 질환을 다룰 준비를 한다.
- 충분한 생수병을 준비한다.
- 환자들의 의식주 요구에 대한 준비를 한다.
- 홍수 관련 재난을 경험한 지역은 복구단계를 확대하고, 까다로운 복구노력을 요하는 다발성 홍수를 경험한다.
- 심한 불안이나 우울과 같은 다양한 정신건강 문제를 가진 환자를 돌보기 위해 준비한다.

토네이도

토네이도는 구름부터 지상에 있는 대기상의 위협적이고 빠른 소용돌이이다. 따뜻하고 습한 대기가 한랭전선을 만났을 때 뇌운을 형성하면서 발생한다. 토네이도는 시속 402km 속도 이상으로 이동할 수 있고, 통상 길이 402.2km 정도의 피해를 남길 수 있다.

환경적 영향

- 홍수
- 식물/동물 죽음
- 정전/가스 수도 고장
- 통신 장애
- 건물/구조적 피해
- 보건의료 시설 피해
- 교통 시스템 피해
- 보건의료 시스템 장애 및 수용능력 초과

간호

- 부상을 입었지만 걸을 수 있는 환자는 자가 이동한다.
- 상처 세척 및 상처조직 절제술을 준비한다.
- 골절과 두부손상을 다룰 준비를 한다.

- 토네이도가 지나고 나면 다른 재난 후보다 많은 환자들이 급성 스트레스를 경험할 것이다.
- 환자의 의식주 요구에 대한 준비를 한다.
- 심한 불안이나 우울과 같은 다양한 정신건강 문제를 가진 환자를 돌보기 위해 준비한다.

쓰나미

쓰나미는 급격하고 대규모의 변동, 지진, 산사태, 화산폭발, 운석에 의해 형성된 긴 파동의 연속이다. 이런 파동은 시속 482~965km의 속도로 이동할 수 있고, 30m 이상의 높이에 다다른다. 심각한 지진이 느껴질 때, 이 파동은 수 분 안에, 심지어 경고발령이 나기 전에 해안을 덮친다. 해안을 덮치는 가장 큰 파동은 다섯 번째에서 여덟 번째 파동이다.

환경적 영향

- 화재
- 홍수
- 전염병
- 침식
- 식물/동물 죽음
- 수질/음식 오염
- 지역사회 시설 상실
- 교통 시스템 피해
- 보건의료 시스템 장애 및 수용능력 초과

간호

- 상처 세정과 상처조직 절제술을 준비한다.
- 골절과 두부손상과 같은 외상을 다룰 준비를 한다.
- 환자의 의식주 요구에 대한 준비를 한다.
- 대장균, A형간염, 세균성 이질, 비브리오와 콜레라와 같은 음식매개와 물매개 질병, 모기에 의한 말라리아와 같은 질병을 다룰 준비를 한다.
- 심한 불안이나 우울과 같은 다양한 정신건강 문제를 가진 환자를 돌보기 위해 준비한다.

화산폭발

화산폭발은 갑작스런 폭발 혹은 지구 내부로부터 암석 조각과 용융암석의 흐름이다. 극도로 높은 온도와 압력은 압력의 증가로 지구표면 아래에 있는 마그마를 솟아오르게 한다. 화산은 그 압력을 분출함으로써 내보내게 된다. 화산에 따라서 분출 정도가 다른데 하와이의 킬라우에아(Kilauea) 화산처럼 분출이 작을 수 있고, 혹은 일본의 피나투보(Pinatubo) 화산이나 이탈리아의 베수비오(Vesuvius) 화산처럼 위협적일 수 있다.

환경적 영향

- 산불
- 침식
- 식물/동물 죽음
- 기후변화
- 산사태
- 통신 방해
- 건물/구조적 피해
- 정전/가스수도 고장
- 보건의료 시설 피해
- 교통 시스템 피해
- 보건의료 시스템 장애와 수용능력 초과

간호

- 부상을 입었지만 걸을 수 있는 환자는 자가 이동한다.
- 상처세정과 상처조직 절제술을 준비한다.
- 호흡기계문제, 심장질환, 가스중독, 눈 손상과 같은 화산재와 관련된 상태에 대비한다.
- 골격 손상, 뼈 골절, 피부화상과 같은 분출 관련 상태에 대비한다.
- 환자의 의식주 요구에 대한 준비를 한다.

산불

산불은 세 가지 유형인 지표화(surface fires), 지중화(ground fires), 수관화(crown fires)로 나뉜다. 지표화는 가장 빈번하게 발생하고 숲의 지면을 따라 이동하면서 나무를 파괴하거나 괴사시킨다. 지중화는 숲에 번개가 쳤을 때 발생하고 숲의 지면 아래로 이동한다. 수관화는 나무의 윗부분을 따라 이동하고 바람에 의해 번진다.

환경적 영향

- 홍수
- 식물/동물 죽음
- 산사태
- 이류
- 침식
- 정전/가스수도 고장
- 교통 시스템 피해

간호

- 탈수, 일광 화상, 열 탈진, 열 부종, 땀띠, 열 경련, 열 강직, 열 실신과 같이 폭염으로 인한 질환을 다룰 준비를 한다.
- 횡문근 융해증 및 신부전을 유의한다.
- 연기 흡인으로 인한 호흡기계 질환을 다룰 준비를 한다.
- 화상과 다양하게 노출된 피해자를 돌보는 병상 가동성의 증가된 수요를 예상한다.
- 홍수에 의해 발생하는 대장균, A형간염, 세균성 이질, 비브리오와 콜레라 같은 음식매개와 물 매개 질병을 다룰 준비를 한다.
- 심한 불안이나 우울과 같이 다양한 정신건강 문제를 가진 환자를 돌보기 위해 준비한다.

CHAPTER 3

공중보건 비상사태

Public Health Emergencies

주요 정보

- 환경 재난일 경우, 해당권역의 911에 알린다.
- 질병관리본부(CDC) 비상사태 대응 직통전화는 1-707-488-7100이다.
- 공중보건 비상사태는 매우 다양한 손상을 야기한다.
- 이로 인해 간호사의 업무부담은 커지고 업무환경이 안전하지 않다.
- 탐색 구조훈련을 받지 않았다면, 절대로 붕괴된 건물에 들어가지 않는다.
- 2차 재난의 가능성에 대해 알고 있다.

개요

환경재난은 환경 비상사태 혹은 심각하고 규모가 큰 생태 파괴로 정의를 내린다. 환경재난의 결과 죽음, 부상, 질환을 초래하고, 일반적 절차와 일상 자원으로는 효과적으로 관리할 수 없는 소유물 피해를 초래하며, 추가적인 지원을 필요로 한다. 자연재해와 달리 환경재난은 대자연, 기술, 혹은 테러의 결과로 발생할 수 있다. 환경재난은 예측할 수 없으며 특정한 지역에 국한되지 않고, 어떤 경우에는 예방이 가능하지 않으며, 건강에 장기적인 영향을 미칠 수 있다. 환경재난의 피해 원인은 위험의 유형, 환경에 유출된 경로, 사건의 지리적 위치, 인체 노출의 결정요인(그 당시의 날씨 상황과 같은), 대응하기까지 걸린 시간 등의 요인에 따라 다르다.

공중보건 비상사태 유형

건물/구조 붕괴

건물/구조 붕괴는 건물 전체나 구조물이 붕괴됨을 말한다. 자연, 기술, 인류의 실수, 혹은 테러로 인해 발생할 수 있다.

환경적 영향

- 정전/가스 수도 고장

- 가스수도 중단
- 필수품 중단
- 불안전한 환경
- 보건의료 시설 훼손
- 보건의료 시스템 수용능력 초과
- 보건의료 시설 수용능력 초과
- 보건의료 시설 피해
- 교통 시스템 피해

간호

- 부상을 입었지만 걸을 수 있는 환자는 자가 이동한다.
- 구출이 필요한 환자를 받을 준비를 한다.
- 상처 세정과 조직 절제술을 준비한다.
- 골절과 두부 손상을 치료할 준비를 한다.
- 압박부상을 치료할 준비를 한다.
- 해당기관에 응급운영센터를 설립한다.
- 환자의 의식주 요구에 대한 준비를 한다.
- 심한 불안이나 우울증과 같은 다양한 정신건강 문제를 갖는 환자를 돌보기 위해 준비한다.

화재

화재는 가연성과 비가연성 물질의 연소에 의해 발생하고 열, 빛, 연기를 분출한다.

환경적 영향

- 교통 시스템 피해
- 가스 수도 중단
- 필수품 중단
- 안전하지 않은 환경
- 정전/가스 수도 고장
- 보건의료 시설 혹은 시스템 수용능력 초과
- 보건의료 시설 훼손

- 보건의료 시설 피해

간호

- 탈수, 화상, 열 탈진, 열 부종, 땀띠, 열 경련, 열 강직, 열 실신과 같은 더위 관련 질환을 치료할 준비를 한다.
- 횡문근융해와 신부전을 살펴본다.
- 연기흡인으로 인한 호흡기 질환을 치료할 준비를 한다.
- 화상과 다양하게 노출된 환자들을 치료하기 위해서는 피해자의 수와 관련한 요구와 병상 가동성 수요가 증가할 것을 예상한다.
- 심한 불안이나 우울증과 같은 다양한 정신건강 문제를 갖는 환자를 돌보기 위해 준비한다.
- 화상과 관련한 더 많은 정보는 12장을 참고한다.

식중독

식중독은 세균, 세균독소, 바이러스, 천연 독, 혹은 해로운 화학물질로 인해 오염된 음식섭취로 생긴 급성질병이다. 잠복기간이 일주일보다 더 짧은 것이 특징이다. 식중독으로 인한 감염은 주로 항생제치료 없이 1~2주 내에 스스로 회복된다. 환자는 또 다른 질병을 예방하기 위해 경구 수분섭취를 해야 한다.

환경적 영향

- 공황/집단 히스테리
- 전염병

간호

- 신체질병과 걱정거리를 잘 관리한다.
- 환자에게 정맥 내 수액공급, 항생제, 진토제를 제공할 준비를 한다.
- 홍수로 인한 대장균, A형간염, 세균성 이질, 비브리오와 콜레라와 같은 음식매개, 물 매개 질병 치료에 대한 준비를 한다.
- 정수공급을 받지 못한 환자 간호를 준비한다.

정전

정전은 전기가 중단된 상태로 자연에 의해 발생할 수 있고, 인간에 의해 발생할 수도 있다.

환경적 영향

- 갇혀버림
- 건강 비상사태
- 교통 문제/사고
- 정전/가스 수도 고장
- 일상활동 수행 불능
- 자동차 사고

간호

- 날씨 상황과 정전기간에 따라 갑작스러운 환자 유입에 대한 준비를 한다.
- 겨울에는 저체온증과 동상을 치료하고, 여름에는 고체온증과 열사병을 치료할 준비를 한다.
- 일상적인 치료를 받으러 응급실에 오는 환자는 다른 공간으로 옮겨 필요한 치료가 제공될 수 있도록 한다.
- 자동차 사고로 인한 골절, 두부 손상, 압박 손상에 대한 치료를 준비한다.
- 오염된 음식으로 인한 대장균, A형간염, 세균성 이질, 비브리오와 콜레라와 같은 음식매개와 물 매개 질병을 치료할 준비를 한다.

CHAPTER 4

돌발적 전염성 질병

Emerging Infectious Diseases

주요 정보

- 질병관리본부 비상사태 대응 직통전화는 707-488-7100이다.
- 질병관리본부 생물테러와 신 전염성 질병: 생물테러 대비와 대응대책 전화번호는 404-639-0385이다.
- 각 지역 비상사태 구조대에 911로 전화하여 알린다.
- 전염성 질병이 전염된다면, 적절한 격리조치를 취한다.

빠른 질의 응답

주요 질문: 유행성 혹은 조류독감에 대해 신뢰할 수 있는 최신 정보를 어디에서 구하는가?

빠른 대답: 질병관리본부 웹사이트 www.cdc.gov or www.pandemicflu.gov.

개요

질병관리본부(Center for Disease Control and Prevention, CDC)는 돌발적 재출현(reemerging) 전염성 질병을 항목 C 생물학적 전제로 분류한다. 중성 급성 호흡기 증후군(사스: Severe Acute Respiratory Syndrome, SARS; 2012년 발병)와 같이 완전히 새로운 질병이거나 다재내성 결핵(multi-drug-resistant tuberculosis, MDR-TB) 혹은 극단적인 다재내성 결핵(extremely multi-drug-resistant tuberculosis, XDR-TB)과 같이 새로운 특성을 발현하는 질병을 의미한다. 이러한 전염병은 전염성이 상당히 높고 새로운 질병이기 때문에 사회 구성원 전체의 면역성이 부족하여 사망률과 사망률이 높을 수 있다. 또한 테러사건으로 인해 쉽게 확산될 수 있기 때문에 대중의 건강을 위협한다.

돌발적 전염성 질병은 다음 세 가지로 구분된다(Morens, Folkers, & Fauci, 2004).

1. 돌발적: 사스나 조류독감과 같이 새로운 감염이 출현한다.
2. 재출현: 웨스트 나일 바이러스와 북아메리카에서 발생했던 원숭이 두창과 같이 이전에 존재했던 감염이 발생률이 높아지거나 발생지역의 범위가 넓어지는 것을 말한다.

3. 계획적인 출현: 자연적 매개체나 탄저균 혹은 어마어마한 영향력을 가지는 매개체와 같이 생물테러 행위에서 사용되는 생물공학적 매개체를 말한다.

세계적 유행성 독감, 계절성 독감과 조류독감의 차이

세계적 유행성 독감은 세계적으로 발병하는 질병으로, 인체에 새로운 독감 바이러스 A가 출현했을 때 발생하며, 심각한 질병의 원인이 되고 사람 간에 빠르게 확산된다. 세계적 유행성 독감은 계절성 독감 혹은 "유행성" 독감과 다르다. 계절성 독감은 인체에 이미 존재하는 독감 바이러스의 하위 바이러스에 의해 생기는 반면, 세계적 유행성 독감은 새로운 하위 바이러스, 인체에서 한 번도 전염되지 않았던 하위 바이러스, 또는 인체에서 오랜 기간 동안 서식하지 않았던 하위 바이러스에 의해 생긴다. 지금까지 세계적 유행성 독감은 심각한 수준의 질병, 사망, 사회적 분열, 경제적 손실에 이르게 하였다.

대개 "조류독감 바이러스"는 주로 조류에서 발견되는 독감 A 바이러스를 의미하지만, 전염은 인간에게서 발생한다. 바이러스가 인간에게 영향을 주지 않기 때문에 조류독감의 위험은 일반적으로 대부분의 사람에게는 낮다. 그러나 조류독감 감염의 일부 하위 바이러스로부터 확인된 인간 감염의 경우는 감염된 가금류(예: 가축 닭, 오리, 칠면조 등)나 감염된 조류의 분비물로 오염된 표면에 접촉되어 발생한 것이다. 조류독감 바이러스에 감염된 사람으로부터 다른 사람이 감염된 경우는 매우 드물게 보고되고 있다. 항원대변이의 결과로 사람 간 전이가 나타날 수 있다. 또한 1918 인플루엔자 바이러스가 원래 조류독감이었을 것으로 널리 알려져 있다.

개인 예방 수칙

전염 예방책

자연적으로 전염병이나 생물테러가 발생한 경우, 표준 간호 예방책을 보강하기 위해 추가적인 조치가 필요하다. 질병, 공기전파 주의, 비말전파 주의 혹은 접촉전파 주의가 요구될 수 있다(표 4-1).

표 4-1 진단에 따른 전파방법

진단	표준	공기	접촉	비말
조류독감	X	X	X	X
원숭이 두창	X	X	X	X
니파 바이러스 감염	X			
노로 바이러스	X			
유행성 독감	X	X	X	X
중증 급성 호흡기 증후군(사스)	X	X	X	
인간 광우병	X	X		
웨스트 나일 열병	X			

공기전파 예방책

공기전파 전염은 오랜 기간 동안 공기 중에 있는 감염된 미생물 혹은 먼지 입자를 말하며 기류를 타고 널리 퍼질 수 있다. 환경적 요인에 따라 민감한 숙주(susceptible host)가 같은 병실 내 혹은 먼 거리에 떨어져 있는 보균 환자로부터 균이 흡입될 수 있다. 공기 특수처리와 환기가 공기전파 전염을 예방하기 위해 필요하다. 표준 예방책 외에도 공기전파 예방책으로는 감염환자를 음압 시설이 있는 병실로 옮기는 것, N95와 같은 호흡기계 보호구 사용, 환자 이동 제한 등이 포함된다.

비말전파 예방책

비말전파는 기침, 재채기, 대화를 통해 전염될 수 있고 기관 내 흡인과 기관지경 검사와 같은 특정 시술 중에도 전염될 수 있다. 숙주의 결막, 비강 점막 또는 구강을 통해 전염이 된다. 비말전파는 공기 중에 머무르지 않아서 환기가 필요하지 않다. 공기전파 전염과 혼동하면 안 된다. 표준 예방책 외에도, 비말전파 예방책은 감염된 환자를 1인실로 옮기는 것, 마스크 사용(특히 감염환자로부터 90cm 근접거리에 있을 때), 환자 이동 제한이 포함된다.

접촉전파 예방책

접촉은 원내감염 전염의 가장 흔한 유형으로 직 · 간접접촉 전염으로 나뉜다.

직접접촉 전염은 목욕이나 환자의 체위변경과 같은 신체접촉으로 미생물이 직접 이동하는 것이다.

간접접촉은 숙주가 도구, 바늘, 드레싱, 씻지 않은 손, 환자 이동 시마다 바꿔 끼지 않은 장갑과 같은 오염된 물체를 만지는 것을 의미한다. 장갑착용은 항상 접촉전파 예방책으로 사용된다. 감염환자와의 신체접촉이나 감염환자가 설사, 장루나 과도한 상처가 배액이 되고 있다면 가운을 입어야 한다. 감염환자의 방을 나서기 전에 장갑과 가운을 벗고 손을 깨끗하게 씻으며, 오염된 어떤 표면에도 닿지 않도록 주의한다.

변종 크로이츠펠트-야콥병(인간 광우병) 예방책

추가적인 특별 예방책은 인간 광우병으로 확진을 받았거나 의심되는 환자의 물품, 혈액, 체액과 신체조직의 오염제거와 관리가 필요하다. 이번 장의 후반에서 변형 인간 광우병 예방책에 대한 부분을 참고하거나 미국 병리학(Northfiedl, Illinois)의 최근 가이드라인이나 세계보건기구(WHO) 웹사이트를 참고하기를 바란다. 세계보건기구는 개인과 인간 광우병 환자치료에 관여하는 보건의료 근로자의 감염관리를 확실하게 할 수 있도록 인간 광우병 감염 관리 가이드라인을 개발하였다. 접촉 시 감염될 수 있는 수술도구를 열에 강하게 소독하는 것이 세계보건기구 가이드라인에서 가장 안전하고 확실한 방법이라고 제시되어 있지만 유용하거나 비용효과적이지 않을 수 있다.

검역 전염성 질병

연방법은 대통령의 명령을 통해 특정 전염성 질병에 대해서 격리 및 검역의 의무적 실시를 규정하고 있다.

- 콜레라
- 디프테리아
- 감염성 결핵
- 전염병
- 천연두
- 황열
- 바이러스성 출혈열

- 중증 급성 호흡기 증후군(SARS)
- 전국적으로 유행성을 일으키는 새로운 혹은 재출현 독감 바이러스

18장 '격리 및 검역과 질병관리본부의 검역권한'을 참고한다.

돌발적 전염성 질병 설명

이 책에서는 다음의 돌발적 전염성 질병을 다룬다.

1. 조류독감
2. 원숭이 두창
3. 니파 바이러스 감염
4. 노로 바이러스
5. 유행성 인플루엔자
6. 중증 급성 호흡기 증후군(SARS)
7. 인간 광우병
8. 웨스트 나일 열병

생물테러 개체에 대한 정보는 6장을 참조한다.

각 질병에 대해 다음의 정보가 제공된다.

- 개요
- 무기화
- 잠복기, 발병, 사망률
- 전염/격리
- 환자사정/식별
- 임상 진단검사
- 환자관리
- 치료
- 개인 안전위험
- 예방책
- 가족 안전/귀가
- 예방/백신
- 공중보건 보고

조류독감

질병 설명: 조류독감

개요

조류독감은 조류독감 바이러스에 의해 발생하는 감염이다. 이러한 조류독감 바이러스는 장 내에 바이러스를 가지고 다니는 철새들 사이에서 자연적으로 발생한다. H5N1 바이러스는 독감 A 바이러스의 하부 유형으로 전 세계적으로 새들 사이에서 퍼지고 전염이 잘되며 새에게는 치명적이다. 오늘날 조류독감에 걸린 철새와 가금류는 아시아 전역에 걸쳐 발생해 왔고 유럽과 중동지역의 새들에게 확산되었다.

H5N1 바이러스는 대개 사람한테 전염되지 않지만, 새에서 사람으로의 전염이 보고되고 있다. 대부분의 경우 전염된 가금류나 오염된 표면 접촉으로 발생하였다.

H5N1 바이러스가 사람 간에 전염된 경우는 매우 드물지만 한 사람 이상의 전염은 발생하지 않았다. 그러나 이러한 바이러스가 보통은 사람한테 전염되지 않지만, 인간은 이러한 바이러스에 대한 면역보호를 전혀 하지 않고 있다. 그러나 이 바이러스는 시간이 지나면서 전이를 하여 사람 간에 전염을 유발할 수 있다고 알려져 있다. 이를 "연속 항원 변이"라고 하며, 바이러스가 급작스럽고 중대하게 변화하면서 어떤 보호도 하지 않는 대부분의 사람들에게 새로운 하부 유형 바이러스를 초래한다. 연속 항원 변이는 전 세계적으로 유행한다. H5N1 백신은 현재 국립 알레르기 감염질환 연구소(National Institute of Allergy and Infectious Diseases)에서 임상실험 중이다.

무기화

에어로졸 흡인

잠복기, 발병, 사망률

- 잠복기: 2~3일
- 발병: 3일
- 사망률: 50%

전염/격리

- 사람 간의 전염은 드물다
- 환자를 음압 시설을 갖춘 병실로 격리한다.
- 조류독감은 법에 따라 의무적으로 격리해야 하는 질병이다.

환자사정/식별

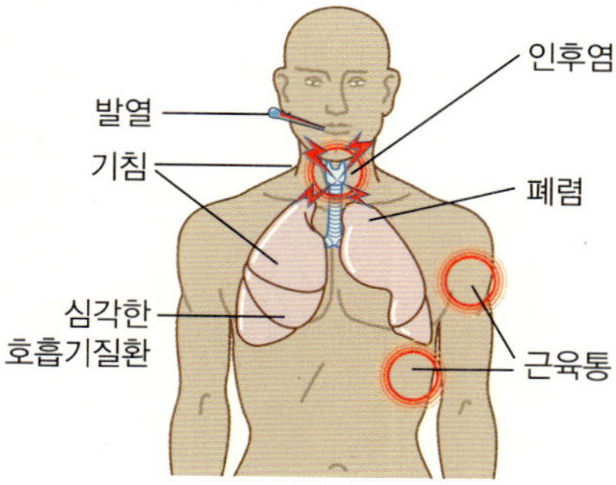

발열, 기침, 인후염, 근육통과 같은 독감 증상을 살핀다. 또한, 결막염, 폐렴, 중증 급성 호흡기계 질병, 바이러스성 폐렴, 다른 중증 합병증 중 하나 혹은 그 이상의 증상이 나타나거나 나타나지 않을 수 있다. 조류독감의 비전형적인 발생이 보고되어 왔다. 그런 환자는 멀미, 구토와 설사에서 시작하여 급성 호흡부전으로 진행하였다.

급성 호흡곤란 증후군과 호흡부전으로의 진행은 흔하다. 박테리아성 패혈증, 폐출혈, 다기관 기능부전과 같은 합병증이 있다.

호흡부전의 점진적 발생 때문에 입원한 환자의 사망률은 높다.

임상 진단검사

- 바이러스 배양검사
- 면역형광법 항체검사
- 혈청검사
- 중합효소 연쇄반응

환자관리

H5N1 감염환자는 직 · 간접 전염을 예방하기 위해 1인실에서 케어를 받는다.

치료

- 아만타딘(Amantadine)과 리마타딘(Rimantadine)에 강한 치료를 한다.

- 오셀타미비르(Oseltamivir)과 자나미비르(Zanamivir)는 조류독감 치료와 예방에 효과적이라 생각되므로 환자 치료 시에, 이 두 약물을 고려한다.

개인 안전위험

현재 위험은 낮다. 그러나 사람에서 사람으로의 전염이 발생한다면 개인 안전은 크게 위험하다.

예방책

비말전파, 접촉전파, 공기전파 예방책

가족 안전/귀가

가족의 낮은 안전도: 질병관리본부에 따르면 감염환자에서 다른 사람에게로 조류독감 바이러스의 확산은 매우 드물게 보고되고 있으며, 전염은 한 명 이상으로 확산되지 않은 것으로 관찰되었다. 전염위험이 낮지만 철저한 손씻기와 귀가 후 옷을 갈아입을 것을 제안하였다.

예방/백신

존재하지 않음

공중보건 보고

조류독감을 포함한 신종 독감은 해당 지역과 권역 보건부서에 보고해야 하는 질병이다.

원숭이 두창

질병 설명: 원숭이 두창

개요

원숭이 두창은 임상적으로 천연두와 유사하며, 희귀 동물 매개의 진성두창바이러스 감염이다. 인간의 원숭이 두창 감염은 주로 중부와 서부 아프리카의 열대우림 지역에 한정되어 나타나고 있다. 그러나 2003년에는 위스콘신, 일리노이, 북서부 인디안에게도 보고되었다. 서반구에서 보고된 경우는 그때가 처음이다. 보고된 환자들은 감염된 프레리 개를 직접 혹은 간접적으로 접촉했다고 보고하였다. 인간이 이 질병에 감염되려면 감염된 동물의 원숭이 두창 바이러스 도핑

이 필요한 것으로 보고 있다. 인간의 원숭이 두창 감염은 2~4주 정도 지속된다.

무기화

연무제 흡인

잠복기, 발병, 사망률

- 잠복기: 12일
- 발병: 1~13일
- 사망률: 1~10%

전염/격리

- 감염된 동물의 혈액, 체액, 또는 병변을 직접적으로 접촉함으로써 전염된다.
- 직접적이고 오랜 시간 면대면 접촉을 하거나 체액을 직접 접촉함으로써 커다란 호흡기 비말에 의해 사람에서 사람으로 전염될 수 있다.
- 원숭이 두창은 천연두처럼 전염성은 아니다.
- 음압 시설을 갖춘 병실에 환자를 격리한다.

환자사정/식별

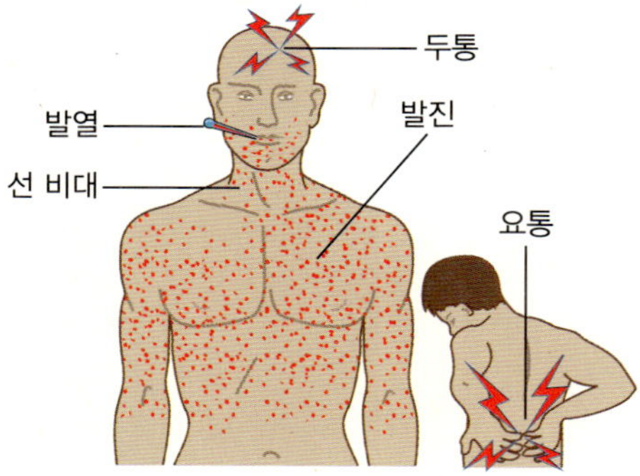

발열, 두통, 요통, 선 비대, 얼굴, 몸통, 사지에 나타나는 발진이 나타나는지 살피고, 이 발진은 수포, 농포, 함몰, 딱지가 앉는 과정을 거치게 된다.

2003년 미국의 일부 환자들은 조기 병변이 궤양이 되었다. 머리, 몸통 사지에 나타나는 병변 외에도 환자는 처음에 손바닥, 발바닥, 사지로 돌아가며 나타나는 병변이 나타날 수 있다. 발진은 일부 환자에게서 생길 수 있다.

임상 진단검사

- 바이러스 배양검사
- 중합효소연쇄반응
- 전자 현미경 검사
- 면역 조직화학 검사방법

환자관리

- 주로 지지적인 치료가 이루어진다.
- 시도포비아(Cidofovir)는 중증의 생명을 위협하는 경우에만 가능한 치료로 권장된다.
- 입원이 필요한 환자는 음압 시설을 갖춘 방에 격리되어야 하고 접촉전파, 비말전파, 공기매개 예방책이 필요하다. 만약 음압 시설이 있는 방이 없다면, 1인실을 사용해야 한다.

치료

질병관리본부는 천연두 바이러스에 노출된 의료관계자와 감염확진 환자의 가정을 방문한 경우, 이상적으로 4일 이내, 노출된 후 2주 이내에 백신접종을 권장한다. 면역력이 낮은 사람은 백신접종을 하면 안 된다.

개인 안전위험

중간 정도의 위험이 있다.

예방책

비말전파, 공기매개, 접촉전파 예방책

가족 안전/귀가

원숭이 두창이 전염성이 높지 않기 때문에 위험은 낮다.

예방/백신

천연두 백신

공중보건 보고

매사추세츠, 미시간, 뉴욕, 노스캐롤라이나, 버지니아 주에서는 원숭이 두창 발병보고를 해야 한다.

니파 바이러스 감염

질병 설명: 니파 바이러스 감염

개요

니파 바이러스 감염은 파라믹 소바이러스과인 동물원성 바이러스가 원인이다. 돼지가 인간에게 전염시키지만 고양이와 개도 감염될 수 있다. 큰 박쥐[프테로프스(Pteropus)의 한 종류]가 어떤 방법으로 사람에게 니파 바이러스를 전염시키는지는 알려져 있지 않지만, 니파 바이러스의 자연적 숙주로 간주된다. 니파 바이러스는 환자가 증상이 없는 무증상이다. 니파 바이러스 감염은 아시아지역에서만 관찰되었고, 말레이시아와 싱가포르에서는 돼지가 비교적 경미한 질병을 일으켰다. 생존자의 반절은 영구적인 신경적 후유증으로 고생한다.

무기화

에어로졸 흡인

잠복기, 발병, 사망률

- 잠복기: 4~18일
- 발병: 갑작스럽게 발생함
- 사망률: 45%

전염/격리

- 사람에서 사람으로의 전염은 보고되지 않았다.
- 니파 바이러스는 감염된 돼지와 밀접한 접촉을 통해 사람, 고양이, 개에게 전염되었다.
- 감염된 환자는 1인실에 격리한다.

환자사정/식별

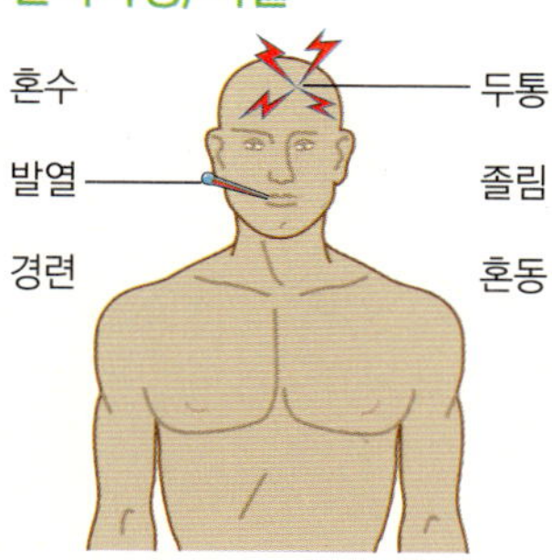

환자가 3~14일 동안 지속되는 발열과 두통이 나타나고, 졸림과 혼동 증상이 동반되는지 살핀다. 24~48시간 이내에 혼수 상태에 이르는 중추신경계 장애로 진전될 수 있고 심각하면 사망에까지 이르게 된다. 가끔 감염 초기단계에서 호흡기계 감염이 보고된 적이 있다.

니파 바이러스는 환자가 증상이 없는 무증상이다. 니파 바이러스 감염은 아시아 지역에서만 관찰되었고, 말레이시아와 싱가포르에서는 돼지가 비교적 경미한 질병을 일으켰다. 생존자의 반은 영구적인 신경적 후유증으로 고생한다.

임상 진단검사

효소면역분석법(Enzyme-linked immunosorbent assay, ELISA)

환자관리

기계적 인공호흡이 필요할 수 있다.

치료

지지적이고 증상완화치료가 이루어진다. 치료제는 치료기간 감소, 합병증 예방, 재발 예방, 전염 감소, 질병 잠복을 없앤다.

개인 안전위험

낮음

예방책

접촉전파 예방책

가족 안전/귀가

니파 바이러스가 전염성이 아니기 때문에 위험은 낮다.

예방/백신

존재하지 않음

공중보건 보고

니파 바이러스 감염은 보고해야 하는 질병은 아니다. 그러나 지역 및 주의 공중보건 규정은 일반적으로 대중의 건강을 위협하는 흔치 않은 사건을 보고하도록 권고한다.

노로바이러스

질병 설명: 노로바이러스

개요

노로바이러스(Caliciviridae 계통, Norovirus 종류)는 단일가닥 RNA바이러스로 외피바이러스가 사람에게 급성 위장염을 일으킨다. 잠정적으로 "Norwalk-like viruses(NLV)"로 기술되었던 바이러스 종류에 대해 최근 노로바이러스로 공식적으로 승인되었다. 현재, 인간 노로바이러스는 3개의 노로바이러스 유전체그룹(GI, GII 또는 GIV) 중의 하나에 속하고, 각각은 25개의 유전적 군집으로 분류된다.

노로바이러스는 위장염의 원인이다. 급성으로 발생하는 구토, 복통과 함께 묽고 피가 섞이지 않은 설사, 오심이 특징이다. 또한, 근육통, 권태, 두통이 주로 보고된다. 반 정도의 환자에게서 미열이 나타났다. 탈수는 가장 흔한 합병증은 아니며 정맥 수액공급이 필요할 수 있다.

무기화

오염된 음식이나 물

잠복기

노로바이러스로 인한 위장염의 평균 잠복기는 12~48시간이고, 대략 33시간 정도이다.

발병(노출 형태에 따라)

감염 후 1~3일

기간

증상은 주로 24~60시간이 지속된다. 자원봉사자 대상 연구에서 감염의 30% 정도는 증상이 없을 수도 있다고 제시한다.

전염/격리

노로바이러스는 100개의 바이러스 입자만으로도 감염을 유발하기에 충분할 정도로 전염성이 강하다. 노로바이러스는 대변 구강 경로를 통해 주로 전염되거나 사람 간의 직접 전염에 의해서 혹은 배설물로 오염된 음식과 물을 통해서도 전염된다. 노로바이러스는 비교적 안정적인 환경에 서식하고, 동결과 가열 60℃에서 생존할 수 있다. 의료시설에서는 손을 통해서 구강점막으로, 배설물이나 구토물로 오염된 물질, 매개물, 환경 표면의 접촉으로 인해 전염이 발생할 수 있다.

음식과 음료는 노로바이러스에 매우 쉽게 오염될 수 있다. 노로바이러스는 그만큼 작고, 100개보다 작은 숫자만으로도 한 사람을 병들게 할 수 있기 때문이다. 음식은 대변이나 구토로 오염된 작업대나 오염된 손의 직접 접촉에 의해 오염될 수 있고, 또는 인근의 구토물에서 나오는 미세 비말이 공기를 타고 땅에 있는 식량을 오염시킬 수 있다. 노로바이러스는 사람의 몸 밖에서 증식할 수 없지만, 음식으로 혹은 물 속에서 질병을 일으킬 수 있다.

어떤 음식은 레스토랑이나 상점으로 배달되기 이전에 노로바이러스에 감염될 수 있다. 일부 감염은 오염된 물에서 수확된 굴 섭취로 인한 것이었다. 샐러드와 냉동 과일과 같은 다른 음식도 수확환경에서 오염될 수 있다.

감염이 발생하는 전형적인 장소는 다음과 같다.

- 레스토랑과 출장 준비된 식사 연회장
- 널싱홈과 주거 기관
- 유람선

널싱홈과 주거 기관

기관 환경(예: 널싱홈)에 거주하는 노인들 사이에서 노로바이러스 질병의 장기적인 발생이 보고되었다. 어떤 경우에 초기에는 대변물로 오염된 매개(예: 음식, 물 등)에 다같이 노출되어 질병이 발생하였다. 후에는 기관 내 거주자들 사이에서 사람간 전염으로 번지게 되었다. 밀폐적인 주거공간과 실금, 부동 혹은 주의력 저하로 인한 개인위생의 저하가 질병의 확산을 용이하게 했다. 기저 질환 때문에 노로바이러스 질병이 노인들 사이에서는 심각하고 치명적일 수 있다.

레스토랑과 출장 준비된 식사 연회장

음식매개로 인한 노로바이러스 질병 조사에서 굴, 샐러드, 샌드위치, 케이크, 프로스팅(쿠키나 케이크에 설탕을 입히는 것), 라즈베리, 물 마시는 것, 얼음 등 많은 음식을 밝혀냈다. 대개, 밝혀진 음식은 수확 환경에서부터 배설물로 오염되어 노로바이러스가 있는 음식이다(예: 배설물로 오염된 물에서 수확한 굴 혹은 오염된 하수로 세척된 라즈베리). 그러나 음식을 조리하는 사람도 준비하면서 음식을 오염시킬 수 있다.

유람선

유람선의 승객과 군함의 해군에게서 노로바이러스 위장염 발생이 흔하게 나타나기도 한다. 국가마다 닻을 내리는 부두의 위생수준이 적절하지 않아서 물과 수입한 음식의 오염 또는 감염된 승객을 승선하게 되면서 위험이 증가한다. 승객이나 해군이 바이러스를 가지고 승선한 후, 배의 주거지역은 사람 간 전염의 기회가 증폭하게 된다. 더욱이 매 1주 혹은 2주마다 오염된 유람선에 승선한 새로운 승객과 의심되는 승객들은 항해 중에 지속적인 전염 기회를 제공한다.

격리 예방책

노로바이러스 감염이 의심되는 환자는 철저한 손 위생을 지키면서 주의 깊게 살피는 표준 예방법으로 관리되어야 한다. 그러나 시설 내에 질병이 발생한 동안에는 기저귀를 착용한 환자나 실금이 있는 환자를 간호할 때와 뭔가 튀어서 옷의 오염이 될 수 있는 경우에는 접촉 예방법을 사용해야 한다. 구토와 대변으로 심하게 오염된 개인 청결 장소에서는 수술용 마스크를 사용해야 한다. 발병된 상황에서 노로바이러스가 의심되는 환자는 1인실 혹은 유사 의심 환자들과 같은 방에 격리하는 것이 좋을 수 있다.

환경 소독

미국의 환경보호청(Environmental Protection Agency, EPA)에서는 노로바이러스에 대한 대처를 요구하는 병원 소독제를 지정하지 않았다. 이런 소독제가 없는 상황에서 노로바이러스 감염 발생 시 질병관리본부는 단단하고, 구멍이 없는, 환경표면에 염소표백을 하도록 제시한다. 실험에서 최소농도 1ppm당 1000(일반적으로 가정용 표백제는 표백제와 물의 비율이 1:50)이 노로바이러스와 비슷한 특성을 가진 숙주 바이러스에 효과적인 것으로 밝혀졌다. 의료기관 직원은 표백제를 사용할 때 적절한 개인보호장비(예: 장갑, 안경 등)를 사용해야 한다.

환자사정/식별

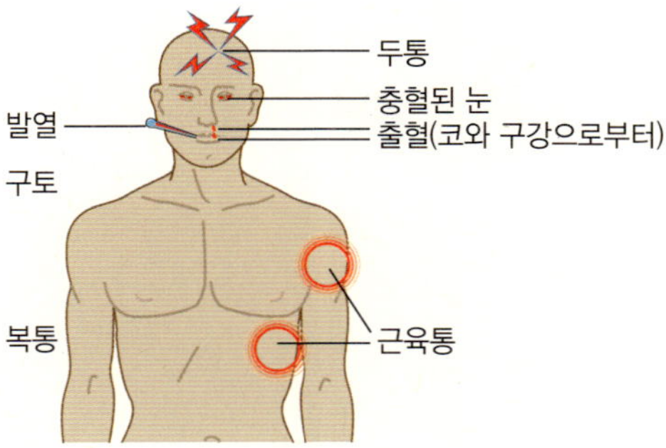

임상 진단검사

오심, 구토, 복통, 설사의 갑작스런 발생이 나타나는지 살핀다. 주로 보고되는 흔한 증상과 징후는 두통, 열, 오한, 근육통이다. 성인 환자는 주로 설사를 할 수 있는 반면, 아동 환자는 구토를 할 수 있다.

노로바이러스 감염의 진단은 관련된 사람의 대변에서 역전사 폴리메라아제 연쇄 반응(Reverse Transcription−polymerase Chain Reaction, RT−PCR) 시험을 이용한 바이러스 RNA의 식별이 필요하다. 역전사 폴리메라아제 연쇄 반응(RT−PCR)은 질병관리본부와 대부분의 주립 건강 검사실에서 가능하고 의료기관에서 위장염이 발생한 경우에 고려해야 한다. 자세한 결과는 증상 발생 후 7일 정도에 검체를 채취하여 역전사 폴리메라아제 연쇄 반응을 이용해서 얻어지지만, 증상 발생 후 40~72시간 이내에 대변을 채취하여 바이러스를 확인하는 것이 최선이다. 다른 진단 방법으로는 주로 연구 상황에서 가능한데, 전자현미경 검사법과 최소 3주 간격으로 짝 혈청 농도의 증가를 보는 혈청분석법이 있다. 효소면역측정법도 사용될 수 있지만 다소 민감도가 낮고, 발병의 원인을 진단하는 것에만 사용되고 있다. 적시에 정기적인 시험 진단 방법의 효용성이 제한되기 때문에 노로바이러스 감염의 임상 진단이 사용되기도 하며, 특히 위장염의 다른 매개체가 진단되었을 때 사용되기도 한다.

환자관리

사람 간의 확산이 노로바이러스 위장염 발생을 연장할 수 있지만, 발생의 시작은 공통 매개체(예: 음식, 물 등)의 오염이 되기도 한다. 결과적으로, 연루된 매개체의 초기 오염과 결과적으로 발생하는 사람 간의 노로바이러스 전염을 예방하기 위한 노력은 노로바이러스 위장염 발생의 확산을 예방할 것이다.

치료

소아와 성인에게 나타나는 바이러스성 위장염의 치료목표는 심각한 수분 손실을 예방하는 것이다(탈수). 이 치료는 가정에서 행해져야 한다. 질병관리본부는 영아와 어린 아이가 있는 가정은 경구 수액제를 항상 비치해 두고 아이가 처음 설사를 시작할 때 경구 수액제를 사용하도록 제안한다. 경구 수액제는 처방전 없이 약국에서 구입할 수 있다. 경구 수액제 포장지에 기술된 사용방법을 따르고 정수나 끓은 물을 사용한다. 항생제(바이러스에 효과가 없는)와 다른 치료 약물은 의사가 특별히 권한 경우가 아니라면 복용하지 않도록 한다.

개인 안전위험

개인 안전에 대한 위험이 높다. 철저한 손 씻기와 감염 통제 조치를 반드시 지켜야 한다.

예방책

- 표준 예방법과 접촉 예방법
- 감염환자의 환경을 세정하는 일을 하는 사람들은 표준 예방법, 접촉 예방법뿐 아니라 수술용 마스크를 착용해야 한다.

가족 안전/귀가

노로바이러스의 직접노출이 의심되지 않는다면 위험이 낮다. 노로바이러스에 감염되었다고 의심되면 위험이 높다. 대략 잠복기간의 두 배 정도 동안 가족 구성원들과의 직접적인 접촉을 피한다.

예방/백신

존재하지 않음

공중보건 보고

조지아에서는 노로바이러스를 보고해야 한다. 그러나 지역 및 주의 공중 보건 규정은 일반적으로 대중의 건강을 위협하는 흔하지 않은 사건을 보고하도록 권고한다.

유행성 인플루엔자

질병 설명: 유행성 인플루엔자

개요

인플루엔자(독감)는 인플루엔자 바이러스 유형 A 혹은 B의 일부 하부 바이러스에 의해 발생하는 전 세계적으로 흔한 유행성 질병이다(인플루엔자 바이러스 유형 C가 존재하여 중증 호흡기계 질병을 일으키지만 유행성은 아닌 것으로 보인다.). 인플루엔자 A의 가장 흔한 하위 바이러스는 H1N1과 H3N2이다. 조류 인플루엔자 A(H5N1)의 새로운 하위 바이러스는 흔하게 발생하지는 않으나 종종 인간에게 치명적인 질병을 유발한다(좀 더 많은 정보는 조류독감에 대한 앞부분을 참고하시오.).

새로운 인플루엔자 A 바이러스가 출현하였을 때 인플루엔자의 유행성 발현은 "연속 항원 변이"로 알려지게 되었고, 방어체계가 전혀 없는 대부분의 사람들에게 A 바이러스의 급작스럽고 주요한 변화는 새로운 하부 바이러스를 형성한다. 널리 퍼진 질병과 사망을 초래하는 유행성은 부적절한 의료용품 공급, 감소된 직원, 불 충분한 의료시설 등을 포함하여 의료 체계에 심각한 중요성을 암시한다. 여행 금지와 사업 종료와 같은 경제, 사회적 분열은 중요한 영향력을 나타낸다. 그러므로 질병을 대비한 노력은 세계 전체인구가 위험이 처해 있다는 가정 하에 행해져야 한다. 1918년에 스페인의 독감 유행은 특히 치명적이었고, 전 세계적으로 2000만 명의 인구가 사망하였다.

오늘날 생명과학기술 시대에 조류독감 및 1918년의 인플루엔자 바이러스 특성을 모두 갖는 인플루엔자 바이러스 무기 제조가 가능할 것이다. 무기인 인플루엔자는 에어로졸로 방출될 것이다.

무기화

에어로졸 흡인

잠복기, 발병, 사망률

- 잠복기: 바이러스 계통에 따라 2~3일
- 발병: 바이러스 계통에 따라 갑작스럽게
- 사망률: 바이러스 계통에 따라 높을 수 있다.

전염/격리

- 사람 간의 전염이 근접접촉으로 인해 발생할 수 있다.
- 바이러스 계통에 따라 공기매개일 수 있다.
- 감염환자는 반드시 격리되어야 한다.
- 유행성 인플루엔자는 법에 따라 의무적으로 격리해야 하는 질병이다.

환자사정/식별

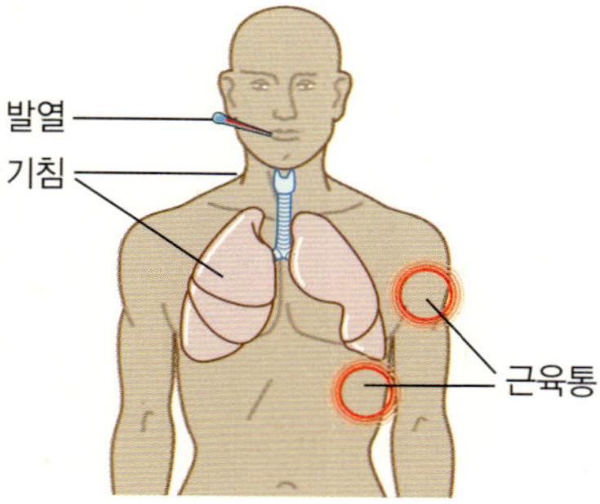

인플루엔자는 전형적인 감기와 같이 급작스런 발열, 불안, 인후염, 마른 기침, 근육통, 두통, 코막힘 증상을 동반하며 나타난다. 어린아이에게는 오한이 오심과 구토처럼 흔하게 나타난다.

인플루엔자는 전염성이 매우 높고 에어로졸 비말에 의해 확산된다. 잠복기는 1~3일이지만, 전염된지 하루 만에 증상이 발생한다. 많은 생물학적인 무기에 의해 생긴 초기 증상은 인플루엔자(독감 같은 질병)에 의해 생긴 증상과 거의 비슷하다. 자연적으로 발생한 인플루엔자의 사망률은 낮지만 노인과 쇠약한 환자에게는 사망률이 높은 경향이 있다. H5N1과 1918 스페인 독감의 유전자를 포함한 합성 인플루엔자의 사망률은 상당히 높다. 효과적인 백신이 있지만 반드시 일년에 한 번 접종해야만 한다.

인플루엔자 바이러스 감염이 의심되면 인플루엔자는 기관 내 인플루엔자 시험을 통해 빠르고 효과적으로 진단되거나 배제될 수 있다.

임상 진단검사

- 바이러스 배양검사
- 면역형광법 항체검사
- 혈청검사
- 중합효소연쇄반응

환자관리

- 법에 따라 의무적으로 격리된다.
- 감염된 환자는 음압 시설이 갖추어진 1인실에 격리한다.
- 수액 정맥 주입치료, 산소요법, 증상관리를 위한 전해질 치료를 실시한다.
- 주변 환자와 직원에게 바이러스가 전염되지 않도록 마스크를 착용한다.
- **중요 사항:** 유행성 인플루엔자가 발생한 경우, 1인실이나 음압 시설이 갖추어진 병실이 부족하거나 환기장치가 부족할 수 있다. 수술용 마스크 같은 기본 물품 부족 또한 발생할 수 있다. 보건당국은 개별적으로 병원을 찾기보다는 가급적 가정 실내에 머무를 것을 제시한다. 보건의료 근로자를 포함하여 일부 사람은 감염이나 노출한 사실을 직장에 보고하지 않을 수 있음을 인지해야 한다.

치료

- 미국 식약청에서 인플루엔자 치료와 예방에 아만타딘(amantadine), 리만타딘(rimantadine), 오셀타미브르(oseltamivir), 자나미비르(zanamivir)를 사용하도록 승인하였다.
- 새로운 인플루엔자 바이러스는 기존 항생제에 저항력이 있을 수 있다.

개인 안전위험

높음

예방책

공기매개, 접촉전파, 비말전파 예방책

가족 안전/귀가

위험이 높음: 유행성 인플루엔자는 전염성이 높다. 인플루엔자 바이러스에 감염되었다고 의심된다면 잠복기 기간의 두 배 정도 가족들과 근접접촉을 피한다.

예방/백신

과학자들이 현재 출현한 특정 계통의 바이러스에 대한 백신을 개발해야 하기 때문에 유행 초기 단계에서는 백신을 구하지 못할 수 있다. 백신이 널리 공급되려면 몇 개월이 걸릴 수 있다.

공중보건 보고

아칸소, 콜로라도, 델라웨어 컬럼비아 특별구, 조지아, 하와이, 메인, 매사추세츠, 미시간, 미네소타, 미조리, 몬타나, 네브래스카, 뉴 멕시카, 뉴욕, 노스다코타, 오하이오, 펜실베니아, 사우스 캐롤라이나, 사우스 다코타, 테네시, 유타, 버몬트, 버지니아, 와이오밍 주에서는 인플루엔자를 보고해야 한다. 그러나 이외의 지역에서의 공중보건 규정은 일반적으로 대중의 건강을 위협하는 흔치 않은 사건을 보고하도록 권고한다.

중증 급성 호흡기 증후군

질병 설명: 중증 급성 호흡기 증후군

개요

중증 급성 호흡기 증후군(Severe Acute Respiralory Syndrome)은 사스(SARS)라고 알려진 코로나 바이러스에 의해 발생하는 바이러스성 호흡기 질병이다. 사스는 아시아권에서 2003년 2월에 처음 보고되었고, 짧은 시간 동안 미처 대처하기도 전에 남미, 유럽, 아시아권역의 24개국 이상으로 확산되었다. 세계보건기구에 따르면, 전 세계적으로 총 8,098명의 인구가 사스에 걸렸고, 774명이 사망했다. 미국에서는 8명이 진단검사에서 SARS-코로나 바이러스 감염이 확인되었고, 이들 모두 사스 발생국가를 여행했었다. 사스는 어린아이, 노인, 만성 기저질환이 있는 사람들에게 가장 치명적인 것으로 밝혀졌다.

무기화

에어로졸 흡인

잠복기, 발병, 사망률

- 잠복기: 2~7일
- 발병: 2일
- 사망률: <10%

전염/격리

- 근접 접촉 시 전염된다.
- 감염된 환자는 음압 시설이 갖추어진 1인실에 격리한다.

• 중증 급성 호흡기 증후군은 법에 따라 의무적으로 격리해야 하는 질병이다.

환자사정/식별

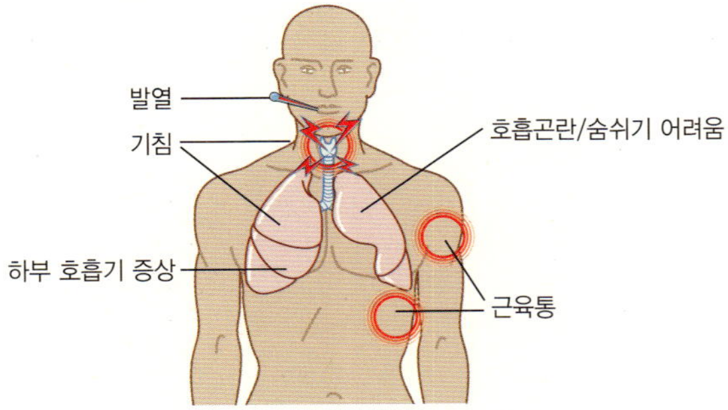

* 여행이나 사스가 의심되는 곳에 노출된 전력

환자에게 발열, 숨가쁨, 기침, 폐렴이 나타나는지 살핀다. 발열, 근육통, 두통, 설사와 같은 전조 증상이 있을 수 있다. 호흡기 증상이 나타나는 단계는 마른 기침과 가벼운 호흡 곤란의 전조증상이 있은 후 2~7일 정도에 시작된다. 질병의 중증도는 약간의 이형에서 저산소증과 급성 호흡곤란 증후군(ARDS)을 동반한 빠르고 중증의 호흡기계 기능 감소까지 다양하게 나타날 수 있다. 병원에 입원한 환자들 중에서 10~20%는 결국 기계적 인공호흡을 하게 된다. 신체검진 결과는 경미하고 흉부 X-선 촬영검사와 맞지 않는 결과를 보일 수 있으며, 점상출혈 반점이 보일 수 있다. 말초 혈내 림프구감소증과 혈소판감소증이 흔하게 나타나며, 간 효소 크레아틴 산화효소와 산화환원효소(serum lactate dehydrogenase)가 증가할 수 있다. 산재성 혈관 내 응고의 징후일 수 있다. 급성 신부전이 보고된 적이 있다.

임상 진단검사

- 흉부 단순촬영
- 맥박 산소 측정법
- 일반 혈액검사
- 혈액배양검사
- 객담 그람 염색 배양검사
- 호흡기 병원균, 특히 인플루엔자 A와 B, 호흡기 세포융합 바이러스검사
- 레지오넬라와 폐렴구균 요항원검사
- 역전사 폴리메라아제 연쇄반응검사

환자관리

- 감염 확진 환자와 의심 환자는 법에 따라 의무적으로 격리한다.
- 감염 환자는 음압 시설이 갖추어진 1인실에 격리한다.
- 주로 지지적인 환자관리가 이루어진다.

치료

알려진 치료방법이 없다. 질병관리본부에서는 사스 감염 의심 환자나 확진 환자는 지역 내 중증 폐렴치료와 동일한 치료를 권한다.

개인 안전위험

개인 안전에 대한 위험이 높음. **중요 사항:** 캐나다 토론토에서 사스가 발생한 동안 건강케어 제공자들은 감염된 집단에 불균형적으로 나타났다. 접촉과 공기 전염 예방은 이 질병의 전염을 막는 중요한 방법이다.

예방책

접촉전파와 공기 매개 예방책

가족 안전/귀가

높음: 사스는 전염성이 높다. 사스에 감염되었다고 의심된다면, 잠복기 기간의 두 배 정도 가족과 근접접촉을 피한다.

예방/백신

존재하지 않음

공중보건 보고

지방과 주의 보건 당국에 사스 의심사례를 보고한다.

변종 크로이츠펠트-야콥병(인간 광우병)

질병 설명: 변종 크로이츠펠트-야콥병(인간 광우병)

개요

변종 크로이츠펠트-야콥병(variant Creutzfeldt-Jakob disease, vCJD)은 “광우병” 소의 해면상 뇌증(Bovine Spongiform Encephalopathy, BSE)과 관련이 있

지만, 전 세계적으로 발병한 전형적인 크로이츠펠트-야콥병(CJD)과 혼동해서는 안 된다. 변종 크로이츠펠트-야콥병(vCJD)은 다른 증상과 역학을 가지고, 전형적인 크로이츠펠트-야콥병보다 젊은 사람에게 영향을 미친다. 변종 크로이츠펠트-야콥병으로 사망한 인구 평균 연령이 28세인데 비해, 전형적인 크로이츠는 68세이다. 평균적으로 변종 크로이츠펠트-야콥병은 14개월 동안 지속되고, 크로이츠펠트-야콥병은 5개월 동안 지속되며 변종 크로이츠펠트-야콥병은 인간 프리온 질환(치명적인 불치성 신경변성질환)으로 신경퇴행성 장애를 일으킨다. 눈에 띄는 정신과적 증상과 지연성 신경 징후, 질병이 진행하는 특징, 그리고 다른 진단을 찾기 힘든 것이 인간 광우병의 특징이며, 인간에게 치명적이다.

무기화

육류식품 오염

잠복기, 발병, 사망률

- 잠복기: 크로이츠펠트-야콥병은 4~5년, 변종 크로이츠펠트-야콥병은 알려지지 않음
- 발병: 크로이츠펠트-야콥병은 4~5개월, 변종 크로이츠펠트-야콥병은 13~14개월
- 사망률: 크로이츠펠트-야콥병은 100%, 변종 크로이츠펠트-야콥병은 100%

전염/격리

- 오염된 육류식품을 섭취함으로써 전염된다.
- 사람 간의 전염은 발생하지 않는다.
- 격리가 필요하지 않다.

환자사정/식별

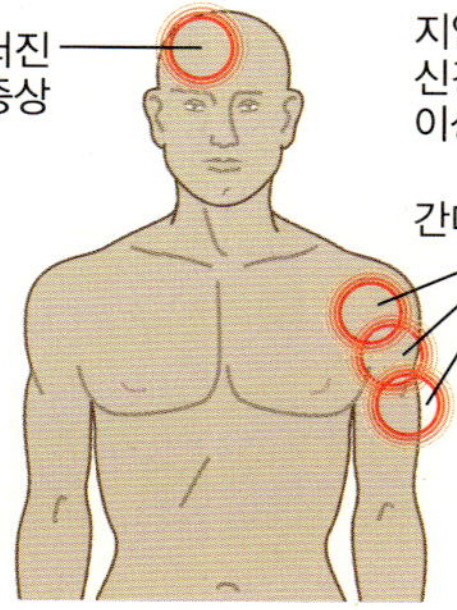

환자는 정신적 혹은 감각의 이상 증상이 두드러지게 나타나고 몇 주 또는 몇 개월 이내에 운동장애, 치매 및 성근 경련증이 늦게 나타나며, 적어도 6개월 동안 질병이 지속된다. 진단을 내릴 수 없는 비정상적으로 산만한 뇌파 소견을 보이는 등의 신경 이상은 늦게 나타난다.

변종 크로이츠펠트-야콥병은 생검 혹은 부검을 통해 뇌조직을 검사해 봐야 확진할 수 있다.

환자관리

지지적인 치료

치료

변종 크로이츠펠트-야콥병의 진행을 멈출 수 있는 치료법은 없다. 그러므로 지지적인 치료가 이루어진다.

개인 안전위험

낮음

예방법

표준 예방법

가족 안전/귀가

낮음: 변종 크로이츠펠트-야콥병이 전염성이 아니기 때문에 위험성은 없다.

예방/백신

존재하지 않음

공중보건 신고

아칸소, 코네티컷, 미시시피, 네브래스카, 오하이오, 로데, 성, 텍사스, 유타, 버몬트, 버지니아, 와이오밍 주에서는 변종 크로이츠펠트-야콥병(인간 광우병, vCJD)을 신고하도록 되어 있다.

웨스트 나일 열병

질병 설명: 웨스트 나일 열병

개요

웨스트 나일 열병은 플라비바이러스(Flavivirus) 종류의 바이러스에 의한 감염으로 발생한다. 전염 매개는 경도모기(Culex), 흰줄숲모기(Aedes), 늪모기(Mansonia) 모기이고, 진드기, 새와 같은 가까운 숙주도 해당된다. 이 바이러스는 북미, 유럽, 아프리카, 호주를 포함한 전 세계 온대 기후 지역에서 유행하며, 늦은 여름과 가을에 발생한다.

가끔 간염 또는 뇌염을 동반한 경우 생명에 위협을 주게 된다. 잠복기는 보통 3~14일이다. 발열, 심한 전두골 두통, 요통, 거식증 등은 중추신경계 징후와 뇌염 증상(혼돈, 목이 뻣뻣함, 두개골 신경 마비, 전신 무기력)으로 진행될 수 있으며, 이 경우 사망률은 40%이다. 가벼운 증상은 주로 1주일 안에 사라지지만, 장기적인 피로가 흔하게 나타난다. 뇌염 증상은 몇 주 동안 지속될 수 있고 평생 나타날 수 있다.

무기화

에어로졸 흡인

잠복기, 발병, 사망률

- 잠복기: 3~14일
- 발병: 2주 이내
- 사망률: 3~15%

전염/격리

- 모기를 매개로 전염된다.
- 사람 간의 전염은 발생하지 않는다.
- 격리는 필요 없다.

환자사정/식별

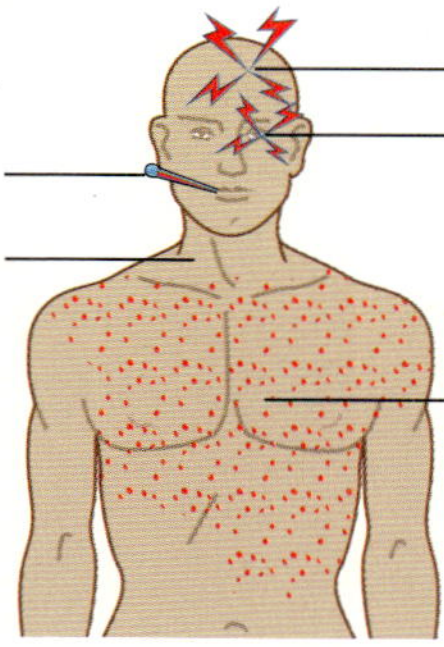

* 발진은 사례의 50%에서만 나타난다.

대부분의 경우 무증상이다. 환자는 주로 경미한 발열, 두통, 피로, 근육통이 나타나고 가끔 상복부에 구형의 반점이 있는 발진이 나타난다. 보통 홍역 또는 장미진의 발진과 닮은 바이러스성 발진이다.

가끔 간염 또는 뇌염을 동반한 경우 생명에 위협을 주게 된다. 잠복기는 보통 3~14일이다. 발열, 심한 전두골 두통, 요통, 거식증은 중추신경계 징후와 뇌염 증상(혼돈, 목이 뻣뻣함, 두개골 신경 마비, 전신 무기력)으로 진행될 수 있고, 이 경우 사망률은 40%이다.

가벼운 증상은 주로 일주일 내에 사라지지만, 장기적인 피로가 흔하게 나타난다. 뇌염 증상은 몇 주 동안 지속될 수 있고 평생 나타날 수 있다.

임상 진단검사

- IgM 항체포획 효소면역 측정법
- 플라크 감소 중화시험
- 중합효소 연쇄반응 검사

환자관리

정맥 내로 수액과 전해질을 주입하는 지지적 치료

치료

정맥 내로 수액과 전해질 공급, 필요하다면 보조 호흡법, 항경련제 투여와 같은 지지적 치료가 주로 이루어진다.

개인 안전위험

낮음

예방책

표준 예방책

가족 안전/귀가

웨스트 나일 열병은 전염성이 아니기 때문에 위험이 적다.

예방/백신

존재하지 않음

PART 3

무기와 인재 재난

WEAPONRY AND HUMAN-CAUSED DISASTERS

CHAPTER 5

화학적 비상사태

Chemical Emergencies

주요 정보

- 911에 전화를 하여 지역 긴급 구조자들에게 알려야 한다.
- 독물통제센터는 1-800-222-1222이다.
- 긴급질병관리센터는 1-700-488-7100이다.
- 즉각적인 처치를 시작하기 위해 실험결과를 기다릴 수 없다.
- 위험한 물질을 사용하거나 감염된 환자들을 치료할 때 적절한 보호장비를 장착해야 한다.

간단한 질의 응답

핵심 질문: 방독면을 구매해야 하는가?

빠른 답변: 그렇지 않다. 방독면은 정확히 화학 침식이 일어나는 순간에 착용하고 있어야만 효과가 있다.

효율적으로 일을 하려면 마스크는 착용자에 따라 맞아야 하며, 착용자들은 어떻게 사용해야 하는지에 대해 훈련을 받아야 한다. 이러한 훈련은 보통 군대, 산업 혹은 실험실에서 일하는 도중 화학물과 미생물에 지속적으로 노출되는 사람들이 주로 받는다. 불용 군수품 판매점이나 인터넷에서 판매되는 방독면은 정상적으로 작동된다는 보장을 할 수 없다. 또한 방독면은 특정 화학물을 걸러내기 위한 특정 필터를 사용하여 만들어져야 한다. 따라서 정확히 어떤 화학 물질에 노출이 되었는지 모르지만 화학 물질을 막기 위한 확실한 필터가 있다면, 공기에 다른 것이 있어도 걱정할 필요가 없다. 하지만 방독면은 저산소 환경에서는 사람을 보호해주지 않는다.

요약하면, 어떠한 것도 확실하게 보장되는 것은 없다. 게다가 방독면을 착용하는 것은 오히려 위험할 수도 있다. 걸프 전쟁에서 이스라엘 민간인들에게 일어난 것처럼 방독면을 잘못 장착함으로 인해 질식사고에 대한 보고가 많이 일어났다.

신속한 비교

화학 물질은 독성, 폭발성, 발화성 특징 때문에 아직까지도 테러 공격의 주요 무기로 사용되고 있다. 다양한 종류의 독성 화학 물질은 화학 전쟁 약물로 쓰일 수도 있다. 표 5-1에 이러한 약물에 대한 분류가 제시되어 있다.

증상의 시작은 항상 즉각적으로 나타나지 않을 수 있다. 특정 발포약이나 질식작용제의 경우는 증상이 몇 시간 지연되어 나타날 수 있다(표 5-2). 이러한 약품에 노출되면 심한 부상을 입거나 사망할 수도 있으므로 어떤 화학품인지

표 5-1 화학 물질에 대한 설명과 예

약물 범주	간단한 특징	예
신경작용제	화학 전쟁 약물 중 가장 독성인 것으로 알려져 있으며 신체의 정상적인 작동을 억제함	사린(Sarin)
생체독소	살아 있는 생물이 만들어낸 독성 물질	라이신(Ricin)
발포약	상처나 수포를 일으키는 화학 약물	머스타드 가스 (Mustard gas)
조직(혈액) 작용제	조직(혈액)작용제는 조직이 산소를 이용하지 못하도록 함으로써 가스중독을 일으킬 수 있음	시안화물(Cyanide)
질식작용제	호흡기관에 심한 자극이나 부기를 일으키는 화학 물질	염소(Chlorine)
폭동진압작용제	눈, 입, 인두, 폐, 그리고 피부를 자극하여 사람의 행동을 잠시 동안 억제시키는 화합물	CS가스(Chlorobenzyl-idenemalononitrile)

표 5-2 화학 물질의 초기 증상과 징후

약물 범주	호흡	신경	피부/눈	기타
신경작용제	가쁜 호흡 기관지 수축	발작 연축	눈물 눈 자극 시야 흐림	유연 땀 근력저하
생체독소 (분산시킨 라이신)	기침 호흡장애 가슴통증			구역질 열
발포약	기침 극성 호흡과민		가려움 화끈거림 수포	
조직(혈액)작용제	과다호흡 숨가쁨	어지럼증 경련 의식상실	홍조	구역질
질식작용제	기침 콧물 인두 자극 호흡장애 폐부종	두통	눈물 눈 자극과 통증 시야 흐림	
폭동진압작용제	흉통 기침		눈 자극 눈물	

CHAPTER 5 화학적 비상사태

빠르게 발견하는 것은 최초 구조자와 긴급 의료 요원의 보호 및 효율적인 피해자 치료에 매우 중요하다.

화학 물질: 어떻게 자신을 보호할 것인가

위험 물질에 대한 훈련을 받거나 화재 구조 팀에 있지 않는 한, 현장의 간호사들은 최초의 구조자가 되어서는 안 된다. 간호사들이 희생자가 되지 않기 위해 구조 지역 밖에 있어야 한다. 표 5-3은 병원에서 최초의 구조자로서의 역할을 한 간호사들에 대해 설명한다.

화학 물질에 대한 설명

각각의 약물에 대한 상세한 설명과 약물 분류에 따른 정보가 다음과 같이 제공된다.

- 개요
- 구분법
- 노출 경로와 초기 증상
- 지속시간과 사망률
- 환자사정
- 임상 진단검사
- 환자관리
- 치료(해독제가 있을 경우 설명도 포함)
- 개인 안전위험
- 지침
- 개인보호장비
- 가족 안전/귀가
- 공중보건 보고

신경작용제

화학 물질에 대한 설명: 신경작용제

개요

신경작용제는 신체의 정상적인 기능을 방해하는 맹독성 화합물이다. 신경작용

표 5-3 화학 물질로부터의 보호

약물 범주	호흡기관 보호	피부/눈 보호
신경작용제	압력조절 공기호흡기 (powered air purifying respirator, PAPR), 벽걸이형 공기 공급기 혹은 특정 화학 물질을 위한 필터가 있는 PAPR	• 화학적 방호복 • 부틸(Butyl) 고무장갑 • 안전 고글과 보안면
생체독소 (에어로졸화 라이신)		• 타이캠(Tychem) Br, 방호복 혹은 구조자 CSM 방호복 • 눈을 보호하는 전체 안면부 마스크
발포약		• 개인용 보호구 • 부틸(Butyl) 고무장갑 • 안전고글과 보안면
조직(혈액) 작용제		**아르신/포스핀(arsine/phospine):** 아르신 가스는 피부로 흡수되지 않으며 피부에 자극을 주지 않으므로 화학적 방호복을 필요로 하지 않는다. 그러나 액체(압축가스)와의 접촉으로 눈이나 피부에 동상을 입을 수 있다. **시안화물(cyanides):** 시안화수소(hydrogen cyanide) 증기와 액체는 피부로 흡수되어 전신 독성을 일으키므로 화학적 방호복 착용을 권유한다. 보안면과 눈보호구도 착용해야 한다.
질식작용제	압력조절 공기호흡기, 벽걸이형 공기 공급기 혹은 특정 화학 물질을 위한 필터가 있는 PAPR	• 화학적 방호복 • 안전고글과 보안면 **인화물(phosphides):** 포스핀(Phospine) 가스는 피부로 흡수되지 않으며 피부에 자극을 주지 않으므로 화학적 방호복을 필요로 하지 않는다. 인화물에 노출된 환자를 치료할 때 고무장갑과 앞치마를 착용해야 한다.
폭동진압작용제		• 보통 화학적 방호복은 필요하지 않다. • 눈 자극을 막기 위해 눈보호구 착용을 권장한다.

제는 화학 전쟁 약물 중 가장 심한 독성을 지닌 것으로 알려져 있으며, 이러한 이유로 테러범들에 의해 인류를 위협하는 잠재적 무기로도 쓰인다.

신경작용제는 에어로솔/증기나 액체로 퍼트러질 수 있다. 신경작용제 증기는 호흡으로 쉽게 흡수되며 눈과 접촉이 될 경우 즉시 침투성 효과를 일으킨다. 액체 형태의 신경작용제는 피부를 통해 쉽게 흡수될 수 있다.

신경작용제는 두 가지의 계열인 G 작용제와 V 작용제로 분류된다.

두 가지 신경작용제의 예는 다음과 같다.

- G 작용제: 사린(Sarin, GB), 소만(Soman, GD), 타분(Tabun, GA)
- V 작용제: VX

작용제 구분법

표 5-4는 신경작용제를 형태와 냄새에 의해 어떻게 구분하는지 제시하고 있다.

노출 경로와 초기 증상

표 5-5는 노출 경로와 초기 증상을 제시하고 있다.

지속시간과 사망률

몸은 회복하는 데 수개월이 걸릴 수 있다. 많은 양의 작용제에 노출이 되면 중

표 5-4 형태와 냄새에 의한 구분법

작용제	형태	냄새
사린	투명하며 색이 없음	냄새 없음
소만	투명하며 색이 없음	약간의 의약품 냄새 혹은 썩은 과일 냄새
타분	투명하며 색이 없음	희미한 과일 향
VX	투명하며 호박색임	냄새 없음

표 5-5 신경작용제의 노출 경로와 초기 증상

노출 경로	초기 증상
호흡	즉각적인 증상 시작
섭취	쉽게 흡수됨
피부/눈	농도에 따라 시작 시간이 다름. 몇 시간 동안 지연될 수 있음

환자사정

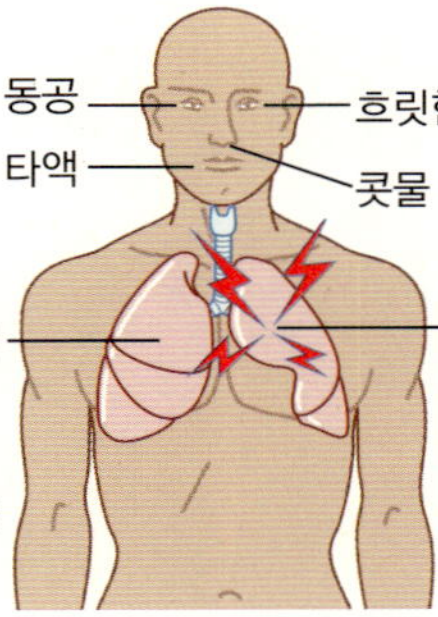

추신경은 영구적인 손상을 입는다. G 작용제는 1~10분 내에 치명적인 증상을 나타내고, V 작용제는 양과 노출 경로에 따라 4시간부터 18시간 내에 치명적 증상을 나타낸다.

근육 섬유속 연축과 궁극적인 마비가 일어날 수 있다. 신경작용제의 증상은 노출 후 보통 몇 초 안에 나타나지만 피부를 통해 노출이 되었을 때 몇 시간이 걸릴 수 있다.

신경작용제의 효과와 증상 시작은 작용제의 농도와 노출된 시간 및 노출된 경로에 따라 다르다.

- 가벼운 흡입 노출: 빠른 동공 축소, 흐릿한 시야, 콧물, 흉통, 호흡곤란, 천명
- 극성 흡입 노출: 갑작스런 혼수상태, 발작, 이완마비, 동공 축소, 설사, 축축한 상태에 있는 피해자(눈물 분비, 타액분비, 소변, 땀, 상 · 하 호흡기도의 많은 분비량)
- 가벼운 피부노출: 땀, 노출된 부위의 근육 섬유속 연축, 오심, 구토, 설사, 동공 축소
- 극성 피부노출: 갑작스런 혼수, 발작, 이완마비, 동공 축소, 설사, 축축한 상태에 있는 피해자(눈물 분비, 타액분비, 소변, 땀, 상 · 하 호흡기도의 많은 분비량). 초기 증상은 작용제가 피부로 이동한 후 30분까지 지연될 수 있다.

테러공격에 의한 희생자들은 보통 흡입과 피부노출의 모든 문제를 가지고 있다. 치료 후 몇 시간이 지나도 피부를 통해 작용제가 남아 있어 갑작스럽고 심각한 증상을 일으킬 수 있다.

임상 진단검사

적혈구 혹은 혈청 콜린에스테라제 활성치

환자관리

- 적절한 보호장비를 착용한 것이 아니라면 피해자에게 접근해서는 안 된다.
- 지시대로 지지요법과 보조환기를 실행한다.

치료

해독제: 아트로핀(atropine)과 프랄리독심(pralidoxime). 부가적인 치료(표 5-6)로 발작을 일으킬 경우 벤조디아제핀(benzodiazepine)을 사용한다(확실한 해독제는 아님).

개인 안전위험

위험성 높음: 가스 외 증기 때문에 위험성이 높다. 그러나 환자의 오염물질이 완전히 제거된 경우 위험성은 낮다.

표 5-6 노출 경로에 따른 신경작용제 치료

노출 경로	치료
흡입	• 증상이 심하면 해독제를 즉시 투여해야 하며, 신속하게 연속하여 3가지 신경작용제로 해독제 키트와 Mark I* 주사제를 투여한다(혹은 의사가 처방한 아트로핀) • 증상이 심해지면 5~20분 간격으로 주사를 해야 한다. 3회 이상 주사하지 않는다. • 호흡곤란이거나 호흡이 멈춘 경우엔 인공호흡을 해야 한다. 얼굴이 오염되어 있으면 구강 대 구강을 이용하면 안 된다.
피부	• 비누와 물을 사용하여 세척을 한다.
눈	• 즉시 눈에 물로 10~15분 동안 세척한다. • 호흡 방호 마스크를 한다.
섭취	• 토하도록 유도하지 않는다. • 즉시 신경작용제인 해독제 세트와 Mark I*을 주사한다.

*Mark I세트는 별개의 자기 주사기에 atropine 2mg과 2-PAMCI 600mg이 들어 있다.
출처: 질병관리본부 웹사이트(http://www.bt.cdc.gov/chemical/)

지침

- 최대한의 예방: 표준, 공기, 비말, 접촉주의 지침
- 신경작용제는 피부를 통해 빠르게 흡수되며, 체계적인 독성효과를 일으킬 수 있다.

개인보호장비

표 5-7은 신경작용제를 위한 추천 개인보호장비에 대해 설명하고 있다.

가족 안전/귀가

위험성 낮음: 귀가 전 샤워하고 옷을 갈아입으면 위험성이 낮다.

아동을 위한 신경작용제: 가이드라인

표 5-8은 신경작용제에 노출된 아동을 위한 치료 가이드라인이므로 참조하면 된다.

생체독소(라이신)

화학 물질에 대한 설명: 생체독소(라이신)

개요

라이신은 아주까리(*Ricin communis*)에서 유래되었으며, 삼키거나 투여되거나 들이킬 수 있다. 라이신은 다른 생체독소들보다 독성이 약하지만 매우 흔하다. 아브린(abrin) 독소는 라이신보다 25배나 더 높은 독성을 지니고 있지만 덜 흔

표 5-7 신경작용제를 위한 추천 개인보호장비

보호 부위	설명
호흡	증기나 액체 형태의 신경작용제와의 접촉에 대비하여 압력조절 공기호흡기 착용을 추천한다. 그러나 최초 대처자인 병원에서는 적절한 필터가 있는 PAPR만 있어도 괜찮다.
피부/눈	피부접촉이 있을 경우, 신경작용제는 피부를 통해 빠르게 흡수되어 전신 독성을 일으킬 수 있으므로 화학적 방호복과 부틸 고무장갑을 착용한다. 화학고글과 방안면을 착용한다.

표 5-8 아동을 위한 신경작용제

증상	위험 분류: 기질	아트로핀[주사를 투여하기 전에 저산소증 교정(torsades 위험과 VFib)]	프랄리독심	다이아제팜은 다른 벤조다이아제핀을 이용할 수 있다[예: 미다졸람(Mid-azolam)]
무증상	지연되는 증상: 관찰한다.	없음	없음	없음
동공 축소, 가벼운 비루	지연되는 증상: 입원 혹은 수시로 관찰한다.	없음	없음	없음
동공 축소와 다른 증상	즉각적 증상에서부터 중증도 증상: 입원한다.	0.05mg/kg을 IV 혹은 IM으로 주입한다. 호흡 상태가 좋아질 때까지 5~10분 간격으로 반복한다.	25~50mg/kg을 IV 혹은 IM으로 주입하고, 매 시간마다 반복할 수 있다. 주의: 근 경직, 후두경련, 빈맥	신경학적 이상이 있을 경우: 30일~5세 아동에게 0.05~0.3 mg/kg을 IV로 주입하며, 최대 5mg 용량까지 투여할 수 있다. 5세 이상: 0.05~0.3mg/kg을 IV로 주입하며, 최대 10mg 용량까지 투여한다. 15~30분 간격으로 반복한다.
무호흡, 경련, 심폐정지	즉각적 증상에서부터 심한 증상: 집중치료실로 입원한다.	0.05~0.1mg/kg을 IV 혹은 IM으로 주입한다. 용량에 제한은 없다. 앞에서 제시하였듯이 5~10분 간격으로 반복한다.	앞에서 제시하였듯이 25~50mg/kg을 IV 혹은 IM으로 주입한다.	앞에서 제시한 바와 같다.

하다. 중독사고는 보통 아주까리나 홍두를 섭취한 아동에게 일어난다.

질병관리본부(Centers for Disease Control and Prevention, CDC)는 라이신을 B급 생물학테러무기로 지정하였다. 라이신은 제2차 세계대전 중 미국에서 생물무기로 개발하였다. 독소를 추출하는 것은 간단하며 이라크를 포함한 여러 테러 단체들이 라이신을 생산하는 것으로 알려져 있다. 테러 공격은 에어로졸로 분출시킨다. 라이신의 사망률은 경로에 따라서 효과의 차이가 크다. 라이신 중독에 따른 사망률은 용량과 노출 경로에 따라 다르다.

라이신에 노출될 수 있는 방법

- 라이신에 중독되려면 누군가 고의적으로 라이신을 만들어 중독되도록 이용한 것이다. 라이신 중독은 의도적이지 않는 한 흔하지 않지만, 아주까리를 먹거나 씹으면 일어날 수 있다.
- 사람들은 라이신 가루나 증기를 흡입하여 중독될 수 있다.
- 라이신은 물이나 음식에 첨가될 수 있으며 삼킬 시에 중독된다.
- 라이신 알갱이나 액체에 용해된 라이신은 몸으로 투여될 수 있다.
- 노출 경로인 투여 혹은 흡입에 따라 500mcg만 있어도 성인의 경우 치사량이다. 500mcg의 라이신의 크기는 핀의 끝과 비슷하다. 그러나 라이신을 섭취할 경우 사망을 일으키는 데는 더 많은 양이 필요할 것이다.

생체독소 구분법

표 5-9는 라이신을 형태와 냄새로 구분하는 법을 알려준다.

노출 경로와 초기 증상

표 5-10은 노출 경로에 따라 몇 시간 안에 증상이 나타나는지 알려준다.

지속시간과 사망률

라이신 중독으로 인한 사망은 노출된지 36~72시간 내에 경로와 용량에 따라

표 5-9 형태와 냄새에 따른 생체독소 구분법

생체독소	형태	냄새
라이신	액체, 결정체, 건성 분말	냄새 없음

표 5-10 생체독소(라이신) 노출 경로와 증상 시작

노출 경로	초기 증상
흡입	8시간 이내
섭취	6시간 이내
피부/눈	8시간 이내

나타난다. 만약 피해자가 3~5일 사이에 사망하지 않는다면 일반적으로 회복된다.

환자사정

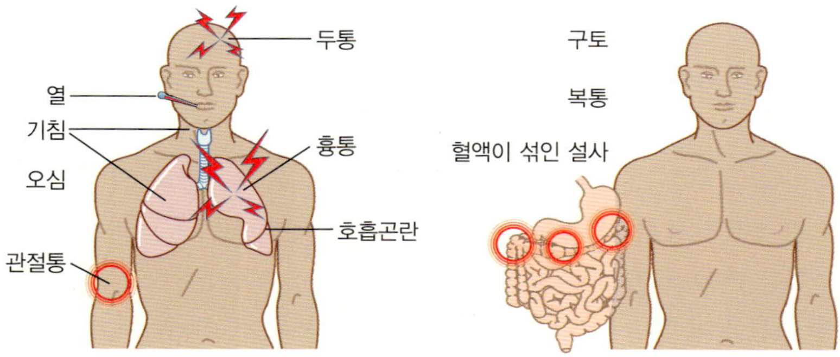

A 라이신 흡입 후 4~8시간 B 라인신 섭취 후 2시간

- 라이신 흡입: 라이신 중독의 초기증상은 흡입된 후 4~8시간 안에 시작되며 열, 구역질, 기침, 호흡장애, 흉통 및 관절통이 일어난다. 라이신 중독은 폐부종과 급성 호흡곤란 증후군 및 청색증으로 발전될 수 있으며, 치명적인 양에 노출될 경우 36~72시간 안에 사망하게 된다.
- 라이신 섭취: 증상은 섭취 후 2시간 내에 나타나며 복통, 구역질, 구토, 피가 섞인 설사와 구토를 일으키는 위장 출혈이 일어난다. 이러한 증상은 간부전과 비장부전, 신부전 및 사망으로 진전될 수 있다.

임상 진단검사

호흡 기도의 분비물, 혈청, 조직을 이용한 효소면역분석법(enzyme-linked immunosorbent assay, ELISA)을 실행한다.

환자관리

여러 가지 장기 기관 부전을 위한 지지요법

치료

라이신 중독은 해독제가 없다.

라이신 중독을 치료하는 방법

라이신의 해독제는 없기 때문에 가장 중요한 것은 라이신과 접촉을 하지 않는 것이다. 만약 접촉을 피할 수 없다면 라이신을 최대한 빨리 몸에서 내보내는 것을 우선적으로 해야 한다. 라이신 중독의 치료는 보조치료를 통해 중독의 효과를 최소화시키는 방식으로 진행되며, 치료 방식은 노출 경로에 따라 다르다. 치료는 환자가 숨을 쉬도록 도와주거나, 정맥주사를 주거나, 저혈압이나 발작을 치료하는 약물을 주거나, 활성탄을 사용하여 위를 세척하거나(라이신이 섭취된 지 1시간 이내일 경우), 환자의 눈으로 노출되었을 경우 눈을 세척하는 것 등이 포함된다(표 5-11).

표 5-11 노출 경로에 따른 생체독소(라이신) 치료

노출 경로	치료
흡입	• 깨끗한 공기와 휴식을 제공한다. • 반좌위 자세를 취하게 한다. • 호흡이 어려울 경우 산소를 공급한다. • 필요할 경우, CPR을 실시한다.
피부	• 오염된 의류를 제거한다. • 충분한 물과 비누로 씻어내거나 샤워를 한다.
눈	• 즉시 미지근한 물로 최소 15분 동안 씻어낸다.
섭취	• 치명적일 수 있으나 증상이 나타난 환자라도 사망률은 낮다. • 구토 유발을 해서는 안 된다. 입을 세척하고 섭취한지 1시간이 지나지 않았다면 활성 탄소 혼합물을 사용한다. 만약 환자가 졸거나 의식이 없으면 입으로 아무것도 주면 안 된다. 구토를 할 경우 앞으로 밀어주거나 옆으로 눕혀서 기도를 열어 흡인을 막는다. • 빠르고 많은 양의 수액량과 전해질 교체가 필요하다.

개인 안전위험

낮음: 라이신이 발견된 현장에 없었던 사람들은 증상을 일으킬만한 용량의 라이신에 노출되지 않는다.

지침

표준주의 지침

개인보호장비

표 5-12의 생체독소에 적합한 개인보호장비를 참조한다.

가족 안전/귀가

위험성 낮음: 귀가 전에 옷을 갈아입고 샤워하면 된다.

표 5-12 생체독소를 위한 추천 개인보호장비

보호	설명
호흡	라이신이 흡인된 상황에서 구조가 필요한 상황이라면 압력조절 자급식호흡장치(self-contained breathing apparatus, SCBA)를 추천한다.
피부/눈	타이캠(Tychem) BR 혹은 구조자 CSM 화학적 방호복을 추천하지만 평범한 화학 개인보호장비도 괜찮다. 얼굴을 전면 가리는 호흡기는 눈을 보호하기 위해 제공한다.

발포약

화학 물질에 대한 설명: 발포약

개요

발포약은 피부에 수포를 일으키는 화학작용제이다. 발포약은 머스타드 가스, 루이사이트, 포스겐 옥심(phosgene oxime) 등을 포함한다(표 5-13). 발포약 혹은 "수포작용제"는 1차 세계대전 동안 가장 많이 쓰인 화학전쟁 약품이다. 모든 발포약 중에서 머스타드 가스가 가장 많이 사용되었으며, 화학품과 관련한 사망 원인의 80%를 차지한다.

가장 흔한 노출 경로는 흡입과 피부접촉, 안구접촉이다. 화학물을 섭취하는

표 5-13 발포약의 예

머스타드	루이사이트	기타
증류 머스타드(HD)	루이사이트(L, L-1, L-2, L-3)	포스겐 옥심(CX)
머스타드 가스(H)	머스타드/루이사이트(HL)	
머스타드/루이사이트(HL)		
머스타드/T		
질소 머스타드(HN-1, HN-2, HN-3)		
Sesqui머스타드		
황(sulfur) 머스타드		

것은 가능하지만 드문 일이다. 또한 고 반응도 화합물을 들이킬 경우, 발포약은 단백질과 DNA 및 다른 세포 구성 요소와 결합하여 노출 후 즉시 세포변형을 일으킨다.

발포약 구분법

표 5-14는 형태와 냄새에 따라 발포약을 구분하는 법을 제시하고 있다.

노출 경로와 초기 증상

표 5-15은 가능한 노출 경로에 따른 초기 증상을 제시하고 있다.

지속시간과 사망률

증상의 심각성은 발포약의 종류와 양, 노출 경로 및 노출된 사람의 질병에 따라 달라진다. 만약 고농도에 노출될 경우 치명적이다.

표 5-14 형태와 냄새에 따른 발포약 구분법

발포약	형태	냄새
질소 머스타드	무색이거나 노란색	생선 냄새, 곰팡이 냄새, 비누 같은 냄새 혹은 과일 냄새
황 머스타드	노란색 혹은 갈색	마늘, 양파, 혹은 겨자 (주의: 가끔은 냄새가 없음)
루이사이트	무색	제라늄
포스겐 옥심	무색	자극적인 냄새

표 5-15 발포약 노출 경로와 증상 시작

발포약	노출 경로	증상 시작
질소 머스타드	호흡	몇 시간 후
	섭취	몇 시간 후
	피부/눈	6~12시간
황 머스타드	호흡	몇 시간 후
	섭취	몇 시간 후
	피부/눈	4~8시간
루이사이트	호흡	빠름
	섭취	15~20분
	피부/눈	15~30분
포스겐 옥심	호흡	즉시
	섭취	인간 자료 없음
	피부/눈	즉시

환자사정

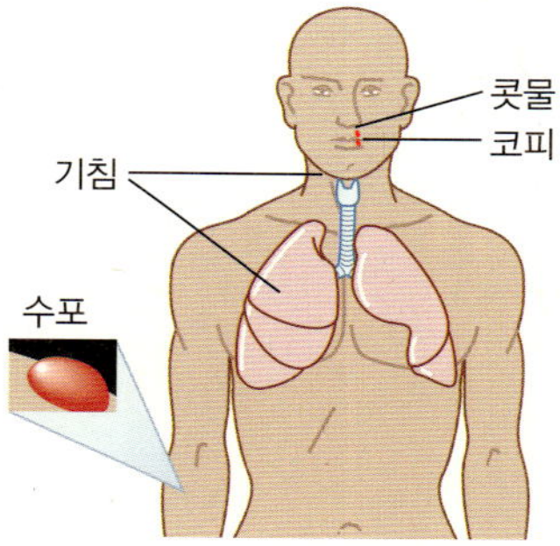

모든 발포약은 직접적인 자극을 일으키며 유사한 임상증상을 나타낸다.

- 눈: 결막염과 눈물, 얼굴 떨림, 눈꺼풀 부종
- 상기도: 비강 자극과 콧물, 부비강염, 코피, 인후염, 기침, 후두염
- 폐: 호흡곤란, 큰 기도 점막의 괴사와 붕괴, 화학적 폐렴, ARDS, 호흡부전
- 피부: 피부자극, 피부 홍조, 자극, 소수포, 물집, 괴사

특별한 발포약 사정을 위한 팁은 표 5-16에 설명되어 있다.

표 5-16 발포작용제에 따른 사정 팁

작용제	사정 팁
황 머스타드	물집은 "줄에 꿴 진주" 형태를 가지고 더 큰 물집으로 합쳐진다. 쉰 목소리나 개 짖는 소리와 같은 기침이 흔하며 고농도에 노출될 경우 실성증이 나타난다.
루이사이트	붉은 부위에 한 개의 물집이 있다.
푸스겐 옥심	노출 후 30초 이내에 피부가 붉은 고리가 생기면서 창백해지다가 30분 이내로 팽진된다. 24시간 후에 조직 괴사가 일어난다. 물집은 없다.

임상 진단검사

- 일반혈액검사(complete blood count, CBC)
- 포도당
- 혈청 전해질
- 흉부 X-ray
- 맥박산소측정법

환자관리

- 치료하기 전에 환자가 오염되지 않도록 한다.
- 지지요법을 제공한다.

치료

해독제는 없다. 표 5-17에는 노출 경로에 따른 발포약 치료에 대해 설명하고 있다.

개인 안전위험

위험성 낮음

지침

표준주의 지침

개인보호장비

발포약을 위한 적절한 개인보호장비에 대한 설명은 표 5-18에 서술되어 있다.

표 5-17 노출 경로에 따른 발포약 치료

노출 경로	치료
흡입	• 환자를 신선한 공기가 있는 곳으로 이동시킨다. • 산소를 공급하고 필요시 환기를 돕는다.
피부	• 오염된 의류를 제거한다. • 물과 비누, 혹은 0.5% 차아염소산염(hypochlorite)용액으로 오염물질을 제거한다.
눈	• 즉시 물로 10~15분 동안 안구를 세척한다.
섭취	• 구토 유발을 금지한다. 입을 헹군다. • 구토를 할 경우 앞으로 밀어주거나 옆으로 눕히며 기도를 열어 흡인을 막는다.

표 5-18 발포약을 위한 추천 개인보호장비

보호	설명
호흡	루이사이트나 머스타드-루이사이트 혼합물 증기가 있는 구조 상황일 경우 SCBA나 올바른 필터가 있는 PAPR을 추천한다.
피부/눈	개인보호장비와 부틸 고무장갑을 항상 착용해야 한다. 화학고글과 보안면을 착용해야 한다.

가족 안전/귀가

위험성 낮음: 귀가 전 샤워하고 옷을 폐기한다.

조직(혈액)작용제

화학 물질에 대한 설명: 조직(혈액)작용제

개요

조직(혈액)작용제는 혈액에 흡수되어 신체에 해를 끼치는 약품이다. 아르신(arsine)을 제외한 조직(혈액)작용제는 액체, 에어로졸, 기체의 형태로 흡입, 섭취 혹은 피부/눈 접촉으로 노출될 수 있다.

조직(혈액)작용제의 예는 다음과 같다.

- 아르신(arsine)과 포스핀(phosphine)
- 일산화탄소
- 모노플루오로아세트산나트륨(sodium monofluoroacetate)(화합물 1080)
- 시안화물(cyanide)
- 염화 시안(cyanogen chloride)
- 시안화수소(hydrogen cyanide)
- 시안화칼륨(potassium cyanide)
- 시안화나트륨(sodium cyanide)

조직(혈액)작용제 구분법

표 5-19는 조직(혈액)작용제를 구분하는 정보를 제시하고 있다.

노출 경로와 증상 시작

표 5-20은 조직(혈액)작용제의 노출 경로와 증상 시작을 제시하고 있다.

표 5-19 형태와 냄새를 이용한 조직(혈액)작용제 구분법

작용제	형태	냄새
아르신	무색	약간의 마늘 혹은 생선 냄새
일산화탄소	무색	없음
시안화물	무색 혹은 담청색	아몬드

표 5-20 조직(혈액)작용제의 노출 경로와 증상 시작

작용제	노출 경로	증상 시작
아르신	호흡	몇 시간 후
일산화탄소	호흡	몇 분에서 몇 시간이 걸릴 수 있다.
시안화물	호흡	몇 초에서 몇 분이 걸릴 수 있다.
	피부/눈	30~60분
	섭취	빠르고 치명적이다.
모노플루오로아세트산나트륨	호흡	몇 분에서 몇 시간이 걸릴 수 있다.

표 5-21 조직(혈액)작용제의 사망률

작용제	사망률
아르신	독성은 매우 높다. 심하게 노출될 경우 살아남기 힘들다.
시안화물	지지치료와 해독제를 받을 경우 살 수 있다.

지속 시간과 사망률

표 5-21은 조직(혈액)작용제의 사망률을 제시한다.

환자사정

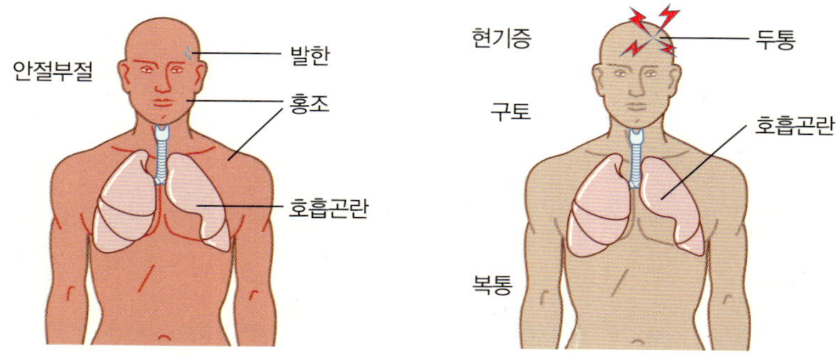

A 시안화물중독 B 아르신중독

- 시안화물중독: 시안화물의 잠복기는 10~15초에서 몇 분까지 걸린다. 시안화물중독의 징후 및 증상은 특이하지 않으며 다른 화학무기 약물과 구분하기가 어렵다. 시안화물중독의 중간 정도에서 심각한 징후 및 증상은 깊어서 신경작용제와 유사하게 보일 수 있다. 염화시안은 자극적이며 유루증과 상기도 자극을 야기한다. 피해자가 적은 농도의 다른 세가지 시안화물에 노출되었을 경우 10~15초 동안 가쁜 호흡을 할 것이며 빈 호흡, 빈맥, 홍조, 땀, 두통, 현기증, 어지럼증이 있고, 오심, 구토, 불안 및 혼란상태를 동반한다. 더 높은 농도에 노출되면 앞의 증상에다가 서맥, 질식, 발작, 쇼크, 혼수, 그리고 죽음으로 이른다. 시안화물중독으로 인한 죽음은 호흡정지로 인해 일어나며 CPR로 예방이 가능하다. 청색증은 드물다. 동공은 확장되며 무반응을 보이지만 시안화물중독으로 인한 것은 아니다.

- 아르신/포스핀중독: 흡인을 하자마자 흉통과 작열감이 있을 수도 있지만 아무런 증상이 나타나지 않아 흡인을 한지 모를 수도 있다. 증상이 나타날 때까지 2~24시간이 걸린다. 아르신중독의 초기 증상은 구역과 구토, 두통, 실신, 어지럼증, 복통, 호흡곤란 및 붉은 결막이다. 여기에 나중에는 혈뇨, 황달, 신부전으로 진행할 수 있다. 호흡에서 약간의 마늘 냄새를 확인할 수 있다. 소변은 혈색을 띄며 무감각, 아린감, 따끔거림, 기억상실, 그리고 방향 상실을 경험할 수 있다. 노출 후 2시간에서 24시간 사이에 용혈로 인한 심각한 빈혈, 저혈압, 칼륨 수치가 높아질 수 있다. 추후에는 간 비대와 황달 증상 및 구리빛 피부 등을 나타내며, 노출 후 약 2~3주가 지나면 Mee의 선(손톱에 나타나는 하얀 줄무늬)가 나타날 수 있다.

임상 진단검사

- 일반혈액검사(CBC)
- 포도당
- 전해질 측정

환자관리

혈청전해질, 칼슘, 혈액요소성질소, 크레아티닌, 혈색소, 적혈구용적률 등의 수치를 주의 깊게 관찰해야 한다. 아르신중독의 피해자는 심부전을 막기 위해 지나친 수액 보충은 삼가해야 한다.

치료

- 시안화물중독: 일반적인 통념과 달리 시안화물중독의 피해는 되돌릴 수 없을 만큼 치명적이지 않으며 환자는 해독제가 주어질 때까지 적절한 순환보조와 호흡보조를 통해 소생시킬 수 있다.
- 시안화물 해독제: 아질산아밀(amyl nitrite) 캡슐을 사용한다. 그러나 아질산나트륨과 티오황산나트륨도 상당히 효과적이다. 사용법: 캡슐을 거즈로 부수며 코 밑에 놓거나 산소호흡기 입술 부분 밑에 놓는다. 1분마다 30초 동안 들이마시고 투입이 지연될 경우 4분마다 아질산나트륨 캡슐을 교체한다. 관련문헌에는 아질산나트륨의 효과에 대한 정보가 제한되어

표 5-22 조직(혈액)작용제의 노출 경로에 따른 치료

노출 경로	치료
호흡	• 호흡기 증상: 보충용 산소 마스크를 제공한다. • 기관지경련이 있을 경우: 에어로졸화된 기관지확장제나 심장증감제를 제공한다. • 천명이 있는 아동의 경우: 에어로졸화된 라세미산 에피네프린을 제공한다. 1. 용량: 2mL 수액에 2.25% 라세미산 에피네프린 0.25~0.74mL 2. 심근변동성을 주의하며 필요할 경우 20분마다 반복한다. • 용혈이 일어날 경우: 소변의 알칼리화를 시도한다. • 소변에 헤모글로빈이 없을 때까지 1L용 5% dextrose에 50~10mEq의 탄산수소나트륨을 추가하고 배뇨량이 2~3mL/kg/hr을 유지할 수 있을 정도의 수액을 제공한다. 알칼리성 소변을 유지한다(pH>7.5). • 용혈로 인한 빈혈이 있을 경우 수혈을 고려해야 한다. • 신부전이 있는 경우: 혈액투석을 고려한다.
피부	• 미온수(42℃)로 세척한다.
눈	• 미온수(42℃)나 염류용액으로 충분히 세척한다. • 각막 손상이 있는지 확인하고 적절하게 치료한다.

있다. 아질산나트륨과 티오황산나트륨 사용도 고려해야 한다.

- 아르신/포스핀중독: 아르신이나 포스핀중독은 해독제가 없다. 아르신 킬레이트 약제를 주입해서는 안 된다. 표 5-22에는 조직(혈액)작용제 치료에 대한 정보가 제시되어 있다.

개인 안전위험

위험성 낮음

지침

표준주의 지침

개인보호장비

표 5-23은 조직(혈액)작용제를 위한 추천 개인보호장비를 제시하고 있다.

가족 안전/귀가

위험성 낮음: 귀가 전 의류가 젖었거나 오염의 소지가 있으면 처분한다.

표 5-23 조직(혈액)작용제를 위한 추천 개인보호장비

혈액작용제	보호	설명
시안화물	호흡	안전하지 않은 양의 시안화수소에 노출된 상황에서 구조를 위해서는 양압 SCBA와 안면보호 호흡기를 추천한다.
	피부/눈	피부 접촉이 있는 경우, 시안화수소 증기와 액체는 피부를 통해 빠르게 흡수되어 전신 독성을 일으킬 수 있으므로 화학적 방호복을 착용한다. 화학고글과 방안면을 착용한다.
아르신과 포스핀	호흡	양압 SCBA와 안면보호 호흡기 추천한다.
	피부/눈	아르신 가스는 피부로 흡수되지 않으며, 피부에 자극을 주지 않기 때문에 화학적 방호복은 보통 필요하지 않다. 그러나 아르신이 액체나 압축 가스의 형태일 경우 피부와 액체의 접촉은 동상을 일으킬 수 있으므로 방호복이 필요하다. 아르신이 액체일 경우 동상을 일으킬 수 있으므로 화학고글과 방안면을 착용해야 한다. 예외는 다음과 같다. 포스핀: 포스핀 가스는 피부로 흡수되지 않으며, 피부에 자극을 주지 않기 때문에 일반적으로 화학적 방호복을 필요로 하지 않는다. 포스핀에 노출된 환자를 다룰 경우 고무장갑과 앞치마를 착용한다.

질식작용제

화학 물질에 대한 설명: 질식작용제

개요

질식작용제는 기도에 심한 자극이나 부종을 일으키는 화학물을 말한다. 질식작용제는 액체 혹은 기체이지만 흡입될 경우 가장 큰 피해를 일으킨다.

이 약품들은 폐에 침투하고 폐포 모세 혈관막을 방해하여 중독상태를 일으킨다. 이로 인한 불균형은 산소교환율을 낮추며 세포간조직과 허파꽈리에 액체가 들어가게 한다. 피부 접촉은 동상이나 화상을 입힐 수 있다. 다음의 화학물은 질식작용제로 분류된다.

- 암모니아
- 브로민
- 염소
- 염화수소
- 브롬화메틸
- 이소시안산메틸
- 사산화 오스뮴
- 포스진/다이포스진
- 인
- 플루오르화술푸릴(sulfuryl fluoride)

질식작용제 구분법

표 5-24는 형태와 냄새를 이용한 질식작용제 구분법을 제시한다.

노출 경로와 초기 증상

흡인, 섭취, 피부/눈에 노출된 즉시 증상을 나타낼 수 있지만 최대 48시간 동안 지연될 수 있다.

지속시간과 사망률

지속시간과 사망률은 노출된 양과 환자의 신체 상태에 따라 다를 수 있다.

환자사정

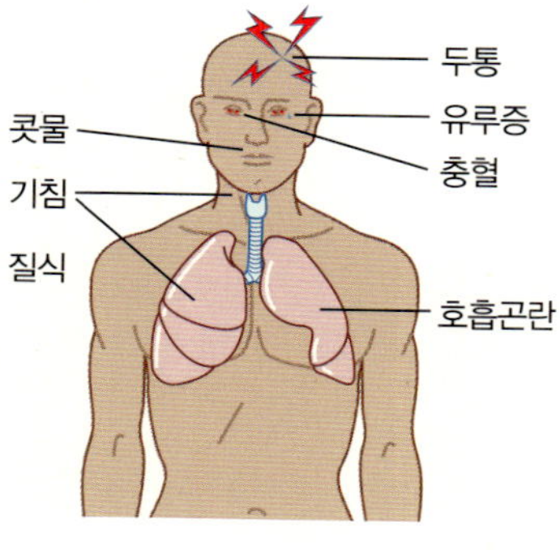

초기 증상은 눈의 통증과 충혈, 유루증, 인후염, 콧물, 기침 그리고 두통이다.

몇 시간에서 며칠 후, 피해자는 오심, 객혈, 질식, 호흡곤란, 혈액 농축, 저

표 5-24 형태와 냄새를 이용한 질식작용제 구분법

질식작용제	형태	냄새
시안화물	호흡	안전하지 않은 양의 시안화수소에 노출된 상황에서 구조를 위해서는 양압 SCBA와 안면보호 호흡기를 추천한다.
	피부/눈	피부 접촉이 있는 경우, 시안화수소 증기와 액체는 피부를 통해 빠르게 흡수되어 전신 독성을 일으킬 수 있으므로 화학적 방호복을 착용한다. 화학고글과 방안면을 착용한다.
아르신과 포스핀	호흡	양압 SCBA와 안면보호 호흡기 추천한다.
	피부/눈	아르신 가스는 피부로 흡수되지 않으며, 피부에 자극을 주지 않기 때문에 화학적 방호복은 보통 필요하지 않다. 그러나 아르신이 액체나 압축 가스의 형태일 경우 피부와 액체의 접촉은 동상을 일으킬 수 있으므로 방호복이 필요하다. 아르신이 액체일 경우 동상을 일으킬 수 있으므로 화학고글과 방안면을 착용해야 한다. 예외는 다음과 같다. 포스핀: 포스핀가스는 피부로 흡수되지 않으며 피부에 자극을 주지 않기 때문에 일반적으로 화학적 방호복을 필요로 하지 않는다. 포스핀에 노출된 환자를 다룰 경우 고무장갑과 앞치마를 착용한다.

혈압, 청색증을 포함한 폐부종이 생길 수 있다. 노출 후 4시간 이내의 저산소증과 저혈압은 안 좋은 예후이다.

농도와 시간에 따라 염소로 인한 폐부종은 흔하지 않지만 30분~4시간, 포스진으로 인한 폐부종은 2~6시간 사이에 일어날 수 있다. 대부분의 사망자 수는 첫 24간 이내에 호흡부진으로 인해 나타난다.

임상 진단검사

- 일반혈액검사
- 포도당 측정
- 전해질 측정

- 흉부 방사선촬영
- 맥박산소측정법

환자관리

- 지지요법을 제공한다
- 염소중독이 의심될 경우 혈액 pH를 관찰한다.

치료/해독제

해독제는 없다. 표 5-25에는 노출 경로에 따른 질식작용제 치료에 대해 설명하고 있다.

개인 안전위험

위험성 낮음

표 5-25 노출 경로에 따른 질식작용제 치료

노출 경로	치료
호흡	• 호흡 증상: 보충용 산소 마스크를 제공한다. • 기관지경련이 있을 경우: 에어로졸화된 기관지확장제나 심장증감제를 제공한다. • 천명이 있는 아동의 경우: 에어로솔화된 라세미산 에피네프린 제공 1. 용량: 2.5mL 수액에 2.25% 라세미산 에피네프린 0.25~0.75mL 2. 심근변동성을 주의하며 필요할 경우 20분마다 반복한다. • 6~12시간까지 상기도 폐색의 징후가 나타나는지 관찰한다. • 환자가 심각하게 노출된 경우 비심장성 폐수종이 생길 수 있다.
피부	• 화학 열상을 열화상처럼 치료한다. • 동상이 있을 경우, 동상 부위를 20~30분 동안 40~42℃의 물로 목욕시킨다.
눈	• 결막유동체의 pH가 정상으로 돌아올 때까지 최소 15분 동안 세척한다. • 시력을 검사한다. • 각막 손상이 일어났는지 조사하고 적절한 치료를 제공한다.
섭취	• 구토를 유발하지 않는다. • 활성탄을 제공하지 않는다. • 섭취 후 위세척이나 중화시키지 않는다. • 오염을 제거하는 동안 수분을 주지 않았을 경우 위 내용물을 희석시킬 수 있도록 120~240mL의 수분을 제공한다. • 위장관 부상을 확인하기 위해 내시경술을 고려한다.

지침

표준주의 지침. 주의: 기체나 액체로 된 질식작용제는 부식성이며, 눈, 피부, 호흡기, 소화관과의 접촉 시 자극과 화학 화상을 일으킬 수도 있다.

개인보호장비

- 호흡기 보호구: 안전하지 않은 암모니아 수치에 노출되어 구조 상황일 경우 양압 SCBA 착용을 추천한다. 병원에서나 초기 구조 환경에서는 PAPR을 이용하는 인공호흡기가 허용된다.
- 피부/눈 보호구: 질식작용제는 피부자극을 일으킬 수 있으므로 화학적 방호복 착용을 권장한다.

가족 안전/귀가

위험성: 오염제거가 필수적으로 실행되는 것은 아니지만 오염된 옷이 있다면 제거해야 한다.

폭동진압작용제

화학 물질에 대한 설명: 폭동진압작용제

개요

폭동진압작용제는 눈, 입, 인후, 폐, 그리고 피부에 자극을 주어 잠시 동안 사람의 기능을 억제시키는 화합물이다. 흔히 "최루 가스"로 불리는 폭동진압작용제는 액체와 고체로 되어 있고, 작은 물방울로 공기에 퍼질 수 있다.

여러 가지의 화합물들이 폭동진압작용제에 속한다. 가장 대표적인 세 가지 폭동진압작용제는 다음과 같다.

- 클로로아세토페논(chloroacetophenone, CN)
- 클로로벤질말로노니트릴(chlorobenzylidenemalononitrile, CS)
- 애덤사이트(diphenylaminearsine, DM)

폭동진압작용제 구분법

표 5-26에는 형태와 냄새를 이용한 폭동진압작용제 구분법이 제시되어 있다.

표 5-26 형태와 냄새를 이용한 폭동진압작용제 구분법

폭동진압작용제	형태	냄새
클로로아세토페논(CN)	흰색	향기로움(예: 사과꽃)
클로로벤질말로노니트릴(CS)	흰색	톡 쏘는 냄새(예: 후추)
애덤사이트(DM)	청록색	없음

노출 경로와 초기 증상

폭동진압작용제를 흡입하거나 피부/눈으로 접촉하였을 경우 즉시적인 초기 증상이 나타난다.

지속시간과 사망률

노출 후 15~30분 후에 증상이 나아질 것이다. 만약 인후나 폐에 심한 화학 화상을 입을 경우 사망에 이를 수도 있다.

환자사정

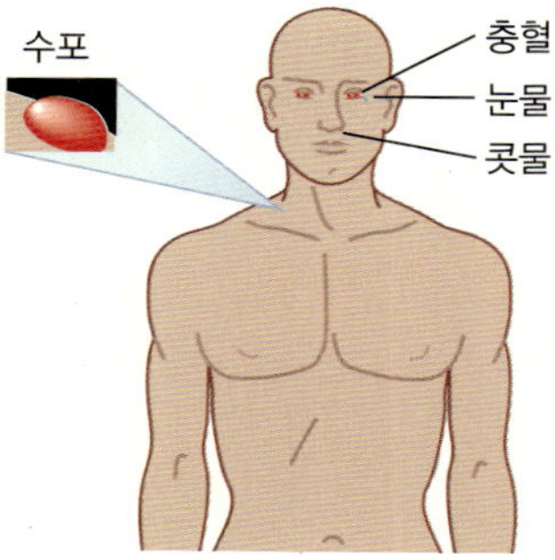

폭동진압작용제는 가장 먼저 눈에 영향을 주어 눈물과 얼굴 떨림으로 인한 일시적인 실명을 일으킨다. 작용제는 충혈된 눈, 기침, 흉부압박감, 재채기, 입, 코, 인후 자극을 일으킨다. 맨 피부나 찰과상을 입은 피부에 최루가스가 닿으면 피부화상이나 홍반을 일으킨다. 드물게 높은 온도와 습도, 높은 농도에서 노출된 몇 시간 후에는 피부에 수포가 생길 수 있다.

임상 진단검사

없음

환자관리

특정적인 치료는 필요하지 않다. 노출 후 30분 후에 상태가 좋아질 것이다.

치료/해독제

해독제는 없다. 표 5-27에서는 치료 선택안을 제시하고 있다.

개인 안전위험

위험성 낮음

지침

- 표준주의 지침
- 개인보호장비
- 호흡기 보호: 잠정적으로 안전하지 않은 시안화수소에 노출되어 구조 상황이 필요한 경우 양압인 독립적 호흡장치를 제공한다.
- 피부/눈 보호: 화학 보호 옷은 일반적으로 필요하지 않다. 눈 보호는 눈의 자극을 피하기 위해 필요하다.

가족 안전/귀가

위험성 낮음: 오염된 옷을 제거하고 귀가 전에 샤워를 한다.

표 5-27 노출 경로에 따른 폭동진압작용제 치료

노출 경로	치료
흡입	• 환자의 혈액 내에 산소를 공급한다. • 기관지확장제와 스테로이드를 사용하여 환자가 호흡할 수 있도록 돕는다.
피부	• 붕대를 포함하여 표준화상치료법을 이용한다.
눈	• 즉시 식염수나 물로 10~15분 동안 세척한다.

CHAPTER 6

생물학적 물질

Biological Agents

주요 정보

- 질병관리본부(CDC) 응급구조실에 긴급전화를 한다.
- 혹시 생물학적 물질이 의심이 되면 즉시 치료를 시작하며, 검사결과를 기다리지 않는다.
- 만약 생물학적 물질에 오염이 되면 적절한 격리 지침을 시행한다.

간단한 질의 응답

핵심 질문: 항생제를 빨리 투여해야 하는가?

빠른 답변: 많은 항생제는 다양한 질환에 효과적이지만 모든 질환에 효과적인 항생제는 없다. 따라서 모든 유형의 생물학적 공격에 대항할 수 있는 단일 약물은 없다. 항생제 공급은 또 다른 문제를 야기하는 데, 항생제는 기능을 발휘하기 전에 유효기간이 제한되어 있다.

현재는 항생제를 저장하거나 투여하라는 합당한 근거를 가지고 있지 않다. 또한 항생제가 부작용을 일으킨다는 사실은 잘 알려져 있다. 항생제는 의학적 감독 하에 투여되어야 한다.

자신을 보호하는 방법

생물테러는 질병을 일으키는 생물체나 생리활성물질을 의도적 혹은 위협적으로 노출한 것을 말하며, 죽음, 질병, 생활불능, 경제적 피해, 공포심을 야기하기 위해 의도한 것이다. 많은 종류의 생물학적 물질들이 있으며 여기에는 박테리아, 바이러스, 사상균, 유전자 조작된 감염물질, 백신-저항 생물체, 그리고 생물로부터 생산된 독소 등을 포함한다. 가장 대표적으로 사용되는 용도는 공포와 공황상태를 불러일으키고, 경제에 피해를 주며, 사회와 의료 복지 사업을 멈추게 하고, 광범위하게 이환율과 사망률을 야기하게 한다.

생물학적 물질의 분류

질병관리본부(Centers for Disease Control and Prevention, CDC)는 생물학적 물질을 접근성과 사용법 및 공중보건에 피해를 줄 수 있는 가능성 같은 특징에 따라 A, B, C로 분류한다(표 6-1).

표 6-1 생물학적 물질 범주

특징	질병
범주 A	
• 사람 대 사람으로 쉽게 퍼트려지거나 전염된다. • 사망률이 높으며 공중보건에 영향을 미치는 잠재성이 크다. • 대중에게 공포를 유발하고 사회적 분열이 일어난다. • 공중보건준비를 위한 특수조치가 필요하다.	• 탄저 • 보툴리즘 • 흑사병 • 천연두 • 야토병 • 바이러스성 출혈열
범주 B	
• 중간 정도로 쉽게 퍼트려진다. • 중간 정도의 이환율과 낮은 사망률 • 향상된 질병관리본부의 진단 능력과 질병 감독이 필요하다.	• 브루셀라병 • 물/식품 안전위험 • 마비저 • 유사비저 • 앵무병 • Q열 • 라이신 독소 • 포도상구균 엔테로톡신 B • 티푸스병 • 바이러스성 뇌염
범주 C	
• 최근에 출현한 전염병이 크게 퍼질 수 있는 이유: 1. 이용도 2. 생산과 보급의 편의성 3. 높은 이환율과 사망률의 가능성과 보건에 큰 영향	• 니파 바이러스 • 한타 바이러스 • 원두 • 중증 급성 호흡기 증후군 • 변종 크로이츠펠트–야콥병 (인간 광우병) • 조류독감 • 유행 독감

격리

연방법은 생물학적 물질에 의해 발생한 다음 질병을 가진 사람을 격리시키도록 규정한다.

- 콜레라
- 디프테리아
- 감염성 결핵

- 흑사병
- 천연두
- 황열
- 출혈열(Lassa, Marburg, Ebola, Crimean–Congo, South American 등)
- 중증 급성 호흡기 증후군
- 유행병을 일으킬 수 있는 신종플루바이러스

전염 예방 지침

생물테러가 일어날 경우 부가적인 조치로 표준주의 간호 지침을 강화시킨다(표 6–2). 물질에 따라 공기, 비말, 혹은 접촉주의 지침을 필요로 한다.

공기주의 지침

공기 전염은 공기 속 오랜 시간 동안 감염된 미생물이나 먼지를 통해 넓은 지역으로 퍼져간다. 예민한 숙주는 주변환경에 따라서 같은 방에 있는 입자나 멀리 있는 거리에서 온 입자를 흡입할 수 있다. 공기 전염을 막기 위해서 특별한 공기조화 시스템과 환기 장치가 필요하다. 표준주의 지침과 더불어 공기주의 지침은 환자를 음압 방에 배치, N95 마스크를 착용하고 환자 이동을 최소화해야 한다.

비말주의 지침

물방울은 기침과 재채기, 대화 및 흡인이나 기관지 내시경 검사로 인해 전염될 수 있다. 전염은 숙주의 결막, 비점막, 그리고 입을 통해 진행된다. 물방울은 공기 속에 계속 존재하지 않으며, 환기를 필요로 하지 않는다. 비말주의 지침을 공기주의 지침과 착각해서는 안 된다. 표준주의 지침과 더불어 비말주의 지침에는 일인실 사용과 마스크 착용(환자와 90cm 이내에 있을 때), 제한된 환자 이동이 있다.

접촉주의 지침

접촉은 병원 내에서 가장 흔한 전염 방식이며 직접 혹은 간접적인 접촉 전염으로 분류된다.

- 직접접촉 감염은 목욕이나 환자의 자세를 변경할 때와 같은 신체 대 신체의 접촉이며, 미생물이 물리적으로 이동하게 한다.

표 6-2 진단에 따른 전파방법

진단	표준	공기	접촉	비말
탄저, 흡입	X			
보툴리즘	X			
브루셀라병	X		X	
콜레라	X			
크림 콩고	X	X	X	X
에볼라	X	X	X	X
대장균	X		X	
마비저	X		X	X
한타바이러스	X			
라사	X		X	X
마부르크	X	X	X	X
유사비저	X		X	
흑사병	X			
앵무병	X			X
Q열	X			
라이신 독소	X			
살모넬라증	X			
이질	X		X	
두창	X	X	X	
포도상구균 엔테로톡신 B	X			
야토병	X			
티푸스병, 전염성	X		X	
바이러스성 뇌염	X			

- 간접접촉은 숙주가 세척되지 않은 바늘, 도구, 옷 혹은 장갑처럼 오염된 물체를 만질 때 일어난다. 접촉주의 지침을 따르려면 항상 장갑을 착용해야 한다. 만약 신체 간의 접촉이 있거나 환자가 설사, 장루, 혹은 과다한 상처 배액이 있을 경우 가운을 입어야 한다. 방을 떠나기 전에 장갑과 가운을 벗고 손을 완전히 깨끗이 씻어야 하며, 오염된 표면과의 접촉을 피해야 한다.

생물학적 물질에 대한 설명

다음은 이 장에서 다룰 생물학적 요소이다.

- 탄저(피부, 위장, 흡입)
- 보툴리눔 식중독
- 브루셀라병
- 식품 안전위험
- 마비저
- 유비저
- 폐 페스트
- 앵무새병
- Q열
- 두창
- 포도상구균 엔테로톡신 B
- 유행성 티푸스
- 바이러스성 뇌염
- 바이러스 출혈열
- 식수 위험

각 물질마다 다음의 정보가 제공된다.

- 개요
- 무기화
- 잠복기, 발병, 사망률
- 전염/격리
- 환자사정/식별
- 임상 진단검사
- 환자관리
- 치료
- 개인 안전위험
- 지침
- 가족 안전/귀가
- 백신
- 공중보건 보고

탄저

생물학적 물질에 대한 설명: 탄저

개요

탄저병은 피포성, 그람양성, 아포균인 탄저균으로 인한 세균감염증이다. 탄저균은 야생과 가정용 동물의 고기, 털, 가죽으로 인해 전염된다. 아포는 열과 자외선, 전자레인지 복사 그리고 많은 살균제에 내성을 가지고 있다. 탄저균은 높은 치사율과 내성, 무기화의 편의성 때문에 질병관리본부에서 A급 생물테러무기로 분류하고 있다. 2001년에는 생물테러공격으로 인한 22개의 탄저 사례가 있었으며, 2002년 미국국방부에서는 군 인사와 관련 민간인들에게 탄저병 예방접종을 실시하였다.

탄저병은 감염 방법에 따라 세 가지로 나눌 수 있다.

1. 피부 탄저병
2. 위장관계 탄저병
3. 흡입 탄저병

피부 탄저병

개요

위장과 흡입으로 인한 탄저병이 존재하지만 95%는 피부 탄저병의 사례이다. 2001년 전에는 1992년 이후로 피부 탄저병의 사례가 없었지만, 2001년 9월 11일 테러공격에서 발생한 22개의 탄저병 사례 중 11개가 피부 탄저병이었다.

무기화

에어로졸화된 포자와의 피부접촉

잠복기, 발병, 사망률

- 잠복기: 1~12일
- 발병: 1~2일
- 사망률: 치료받은 경우 <1%, 치료받지 않은 경우 20%

전염/격리

- 피부의 찰과상이나 상처로 인한 감염 혹은 감염된 동물성 식품을 다루면 감염된다.
- 인간 대 인간으로는 감염되지 않는다.
- 격리는 불필요하다.

환자사정/식별

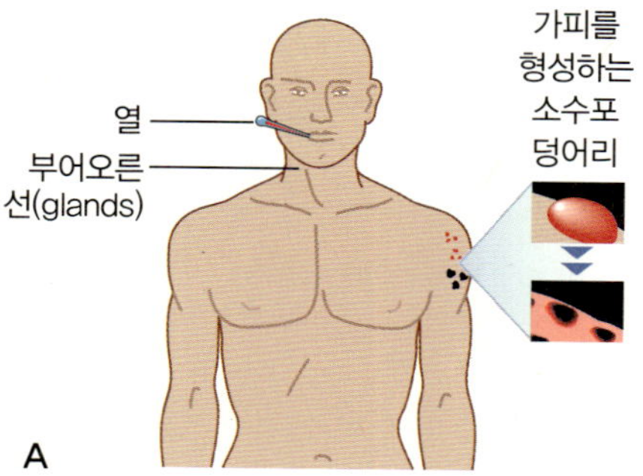

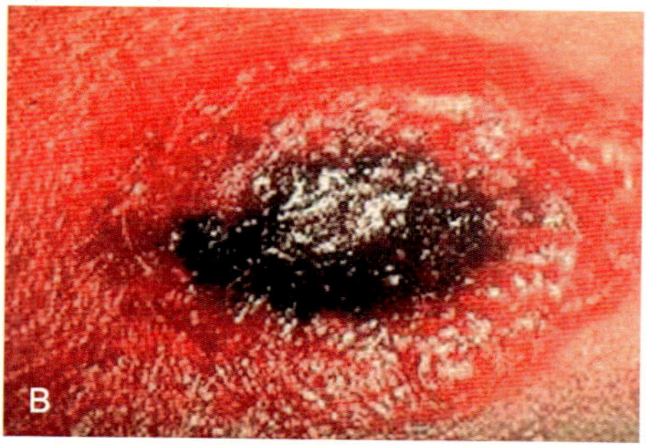

피부 탄저병 병변은 소양성 구진으로부터 시작하여 벗겨진 피부나 상처가 수포로 노출된 후 1~2일 사이에 소수포 덩어리와 궤양으로 발전한다. 궤양이 있는 부위는 2~5일 사이에 움푹 들어간 까만 가피로 변화한다. 가장 흔한 감염 부위는 팔과 얼굴, 목이다. 고통스러운 림프관염과 림프절염이 나타날 확률도 높다. 항생제 치료를 받는다면 피부 탄저병의 사망률은 약 1%이지만, 치료가 없을 시 더욱 체계적인 탄저병으로 발전하여 사망률은 약 20%에 이를 수 있다. 이런 경우, 몸 안의 포자는 대식세포에 먹히며 국소 림프절로 보내지고 혈관 속으로 침투하여 치명적인 독혈증을 일으키는 패혈증이 나타난다.

임상 진단검사

- 그람염색
- 혈액 배양 검사
- 종합효소연쇄반응(PCR)

환자관리

- 진단 검사를 하기 전에 탄저병이 의심되는 환자가 있다고 지역보건소에 보고하고 추가 지시를 받는다.
- 검사 결과가 아닌 노출/접촉 부위에 따라 치료를 해야 한다.
- 배양할 샘플을 얻은 후 지방 실험실에 탄저병이 의심되는 환자를 알리고 샘플을 빠른 시간 내에 보낸다고 보고한다.
- 탄저병은 항생제 분해효소(extended-spectrum cephalosporin) 혹은 트리메토프림/설파메톡사졸(trimethoprim/sulfamethoxazole) 약물에 내성이 있으므로 사용해서는 안 된다.

치료

약물 치료에 대한 내용은 표 6-3에 나타나 있다.

개인 안전위험

낮음

지침

표준주의 지침. 병변이나 병변 분비물과의 직접적인 접촉을 피해야 한다.

표 6-3 피부 탄저병을 위한 치료

약물	성인	아동
시프로플록사신 (ciprofloxacin)	500mg 경구약을 12시간 간격으로 투여한다.	20~30mg/kg을 12시간 간격으로 복용한다. 하루에 1g을 초과하지 않는다.
독시사이클린 (doxycycline)	100mg 경구약을 12시간 간격으로 투여한다.	>45kg일 경우 성인과 같다. <45kg일 경우 2.5mg/kg을 12시간 간격으로 복용한다.
아목시실린 (amoxicillin)	500mg 경구약을 8시간 간격으로 투여한다.	체중에 따라 다르다.

가족 안전/귀가

위험성 낮음: 피부 탄저병은 감염성이 없다.

백신

존재함

위장관계 탄저병

개요

위장관계 탄저병은 드물다. 위장관계 탄저병은 오염된 고기를 섭취함으로써 생기고 위장관에 염증을 일으킨다.

생물학적 전쟁에서의 위장관계 탄저병은 음식에 첨가된다. 일본과 이전의 남아프리카 아파르트헤이트 정부는 탄저가 첨가된 초콜릿을 만들었다. 가장 최근 위장관계 탄저병의 사례는 2000년 미국에서 보고되었다.

무기화

식품 오염

잠복기, 발병, 사망률

- 잠복기: 1~7일
- 시작: 7일 이내
- 사망률: 25~60%

전염/격리

- 감염되거나 익혀지지 않은 고기를 섭취했을 때 감염된다.
- 인간 간의 직접적인 전염은 없다.
- 격리는 불필요하다.

환자사정/식별

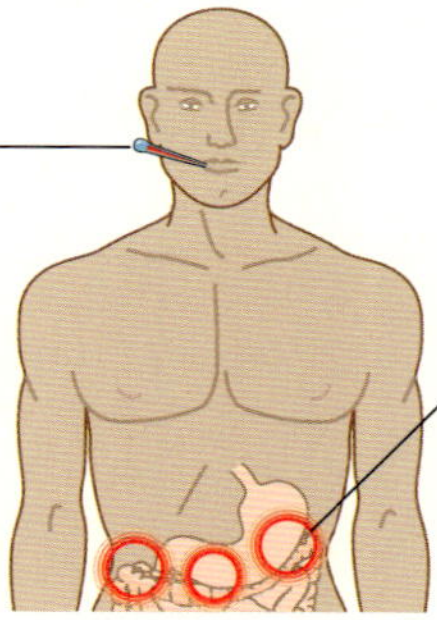

위장관계 탄저병 증상은 열, 식욕 부진, 복통, 복수, 토혈, 설사가 있다.

임상 진단검사

- 그람염색
- 혈액 배양 검사

환자관리

- 진단 검사를 하기 전에 탄저가 의심되는 환자가 있다고 지역보건소에 보고하고 추가 지시를 받는다.
- 검사 결과가 아닌 노출/접촉 부위에 따라 치료를 해야 한다.
- 배양할 샘플을 얻은 후 지역 검사실에 위장관계 탄저가 의심되는 환자를 알리고 샘플을 빠른 시간 안에 보낸다고 보고한다.
- 초기에 항균치료를 하는 것은 매우 중요하다.
- 탄저병은 항생제 분해효소 혹은 트리메토프림/설파메톡사졸 약물에 내성이 있으므로 사용해서는 안 된다.

치료

약물 치료에 대한 내용은 표 6-4에 제시되어 있다.

개인 안전위험

위험성 낮음

지침

표준주의 지침

표 6-4 위장관계 탄저병 치료

약물	성인	아동
시프로플록사신	50mg 경구약을 12시간 간격으로 투여한다.	20~30mg/kg을 12시간 간격으로 투여하며, 하루에 1g을 초과하지 않는다.
독시사이클린	100mg 경구약을 12시간 간격으로 투여한다.	>45kg일 경우 성인과 같고, <45kg일 경우 2.5mg/kg을 12시간 간격으로 투여한다.
아목시실린	500mg 경구약을 8시간 간격으로 투여한다.	체중에 따라 다르다.

가족 안전/귀가

위험성 낮음: 위장관계 탄저병은 전염되지 않는다.

백신

존재함

흡입 탄저병

개요

만약 탄저균이 무기화된다면 가장 쉬운 방법은 에어로졸로 방출될 것이다. 위장관계 탄저와 피부탄저가 존재하지만 흡입 탄저가 전염시키는 데 가장 쉽다. 2001년 테러공격에선 22개의 사례 중 11개가 흡입 탄저였고 5명의 사상자가 있었다. 이런 공격 이전에 마지막으로 확인된 흡입 탄저의 사례는 1976년에 있었다. 흡입 탄저의 단일 사례는 생물테러 위험요소가 될 수 있으며 공중보건 비상사태로 커질 수 있다.

정상적인 상황에서는 매우 드물지만 흡입 탄저는 전구기에 치료받지 않으면 사망률이 거의 40%에 이른다.

무기화

에어로졸 흡입

잠복기, 발병, 사망률

- 잠복기: 1~13일

- 시작: 7일
- 사망률: 40%

전염/격리

- 인간 간의 직접적인 감염은 없다.
- 격리는 불필요하다.

환자사정/식별

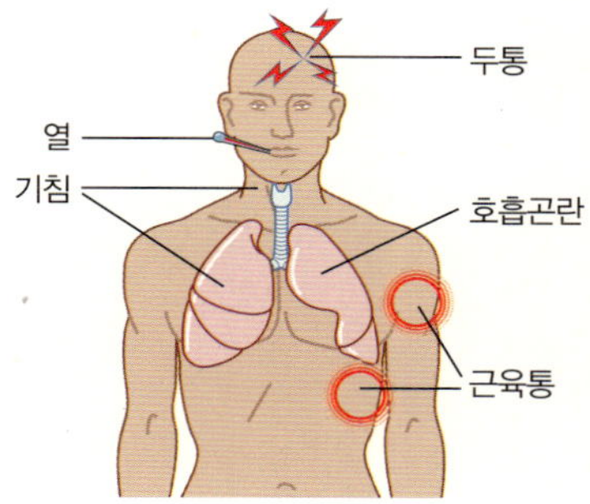

A

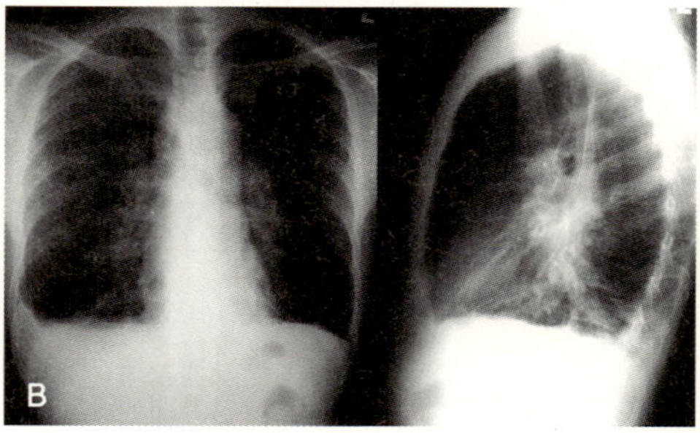

B

첫 24~48시간에는 초기 흉부 방사선촬영 혹은 CT촬영에서 넓어진 종격과 흉수가 보인다. 비특이성 플루와 비슷한 증상도 보이며 폐 침윤물이 보이기도 한다.

초기증상은 고열, 청색증을 동반한 심각한 호흡장애, 저혈압, 쇼크, 호흡부전, 갑작스런 죽음이 있다.

임상 진단검사

- 흉부 X선 촬영
- 그람염색
- 혈액배양
- 종합효소연쇄반응

환자관리

- 진단 검사를 하기 전에 탄저가 의심되는 환자가 있다고 지역보건소에 보고하고 추가 지시를 받는다.
- 검사 결과가 아닌 노출/접촉 부위에 따라 치료를 해야 한다.

- 배양할 샘플을 얻은 후 지역 검사실에 위장관계 탄저가 의심되는 환자를 알리고 샘플을 빠른 시간 안에 보낸다고 보고한다.
- 초기에 항생제 치료와 심폐 보조가 중요하다. 보조 치료는 흉막삼출액을 포함한다.
- 탄저병은 항생제 분해효소 혹은 트리메토프림/설파메톡사졸 약물에 내성이 있으므로 사용해서는 안 된다.

치료

약물 치료를 위해 표 6-5를 참조한다.

개인 안전위험

낮음

지침

표준주의 지침

가족 안전/귀가

위험성 낮음: 호흡탄저병은 전염되지 않는다.

백신

존재함

표 6-5 흡입 탄저병 치료

약물	성인	아동
시프로플록사신	500mg 경구약을 12시간 간격으로 투여한다.	20~30mg/kg을 12시간 간격으로 투여하며, 하루에 1g을 초과하지 않는다.
독시사이클린	100mg 경구약을 12시간 간격으로 투여한다.	>45kg일 경우 성인과 같고, <45kg일 경우 2.5mg/kg을 12시간 간격으로 투여한다.
아목시실린	500mg 경구약을 8시간 간격으로 투여한다.	체중에 따라 다르다.

보툴리늄 식중독

생물학적 물질에 대한 설명: 보툴리늄 식중독

개요

보툴리늄 식중독은 클로스트리디움 보툴리눔(*Clostridium botulinum*)이라는 아포형성, 그람양성, 무산소 간균의 마비를 유발하는 신경독소로 인해 일어난다. 중독은 보통 오염된 음식 때문에 생기지만 드물게 상처나 장에 정착하는 경우도 있다. 보풀리눔 식중독은 A부터 G까지 총 7가지 종류가 있지만 A, B, E, F만 중독과 연관되어 있다고 알려져 있다. 생물무기로 사용될 때 보툴리눔 독소는 에어로졸 스프레이로 가장 많이 사용되지만, 음식이나 물 공급에도 첨가될 수 있다. 보툴리눔 독소의 LD50*는 0.001mcg/kg에 불과하다.

보툴리눔 독소는 18~36시간의 잠복시간이 끝나면 시냅스 앞부분의 콜린발생 신경근 접합부에 결합이 되어 아세틸콜린 분출을 막고 대칭 이완마비를 일으킨다. 질병의 초기 단계에는 여러 가지의 두개골 신경 마비를 보인다.

보툴리눔 독소는 냄새와 색이 없다. 85℃ 이상의 온도에 독소를 5분 동안 가열하면 비활성화된다. 이 독소가 있는 것처럼 의심되는 물건은 조심하게 다루어야 한다. 보툴리늄과 관련된 샘플을 수송하기 전에 지정된 연구소에 연락해야 하며, 위생국의 승인이 있어야 한다.

*치사량에 노출될 시 사망률이 50%에 이른다.

무기화

- 에어로졸 흡입
- 음식과 식수 공급원 오염

잠복기, 발병, 사망률

- 잠복기: 18~36시간
- 발병: 6시간~2주
- 사망률: 전체적 5%~10%, 60세 이상 30%

전염/격리

- 사람 간의 직접적인 전염은 없다.
- 격리는 불필요하다.

환자사정/식별

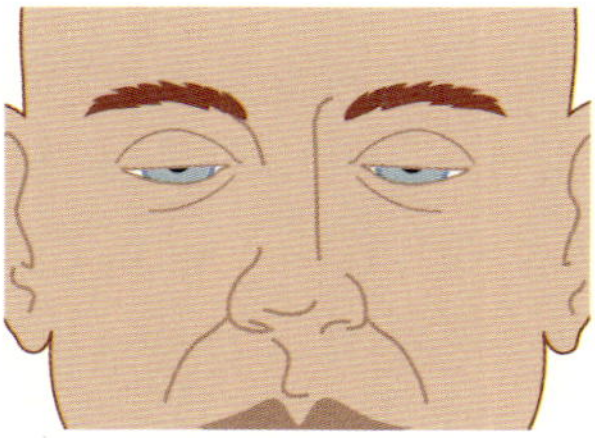

안검하수

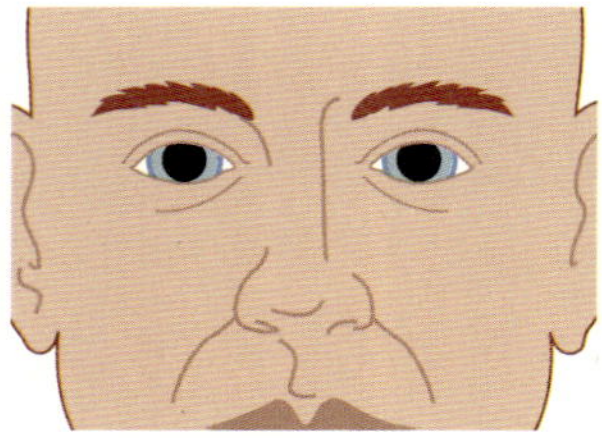

동공 확대

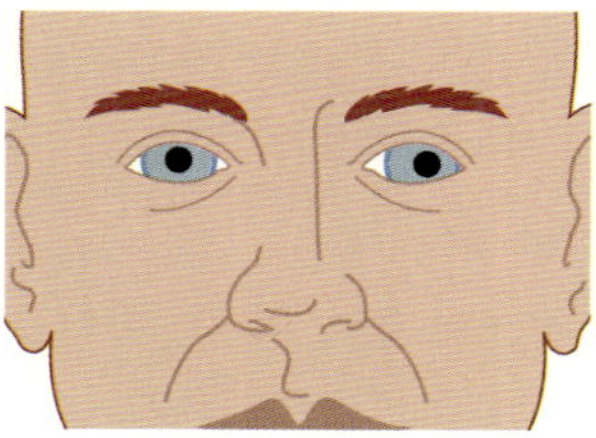

공역이상(Dysconjugate)

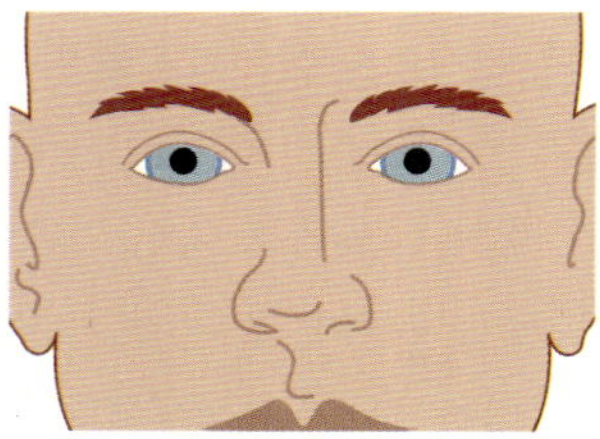

시선, 안면 주름 부재

보툴리눔 식중독의 전형적인 증상인 언어장애, 시각장애, 삼킴 곤란, 안검 하수증이 있는지 조사해 본다. 그리고 동공확대/고정동공, 구역질 반사부진, 혀 마비, 팔/다리 마비의 증세가 있는지 확인해 본다. 입은 건조해 보일 수 있으며(구강건조증), 열은 없다.

임상 진단검사

감각 검사: 뇌 스캔 사진, 척수액 검사, 신경전도검사, 중증 근육무력증을 찾기 위한 텐실론검사가 있다(길랑 바레 증후군 같은 유사한 질병을 제외한다).

환자관리

- 병력과 신체검사를 기반으로 한 진단
- 지지적 치료와 해독제를 이용한 수동 면역(질병관리센터에서 구할 수 있음)

치료

- 이퀸 보툴리눔(*Equine botulinum*) 해독제
- 복용량: 10mL 희석, 0.9% 생리식염수에 1:10 비율, IV로 천천히 주입한다.

개인 안전위험

위험성은 낮음

지침

표준주의 지침

가족 안전/귀가

위험성 낮음: 보툴리눔 식중독은 전염되지 않는다.

예방/백신

이퀸 보툴리눔 해독제

브루셀라병

생물학적 물질에 대한 설명: 브루셀라병

개요

브루셀라병은 파상열의 패턴(간헐적)을 보이는 전신성감염이다. 보통 가축으로 인한 동물 매개 감염 전염이며, 그람음성 구형간균인 브루셀라 균이 인간에 감염되면서 발생한 것이다. 단 4가지 종의 브루셀라가 사람에게 감염될 수 있다: B. melitensis(염소, 양), B. ovis(염소, 약), B. suis(돼지), B abortus(소), 그리고 드물게는 B. canis(개). B. suis와 B. melitensis가 사람이 걸리는 브루셀라병 중 가장 흔하다. 브루셀라의 무기화는 에어로졸로 인한 감염의 편의성과 여러 나라에서 무기화가 된 사례가 있으므로 무기화될 가능성이 높다. 제2차 세계대전에서 미국은 브루셀라병을 생물무기로 개발하였으며 폭탄으로 퍼트렸다. 에어로졸화된 브루셀라는 전염되기 쉽다. 자연적인 사례는 오염된 유제품이나 감염된 동물(예: 양, 소, 염소, 멧돼지 등)을 섭취하거나 혹은 상처를 통해 감염된다.

무기화

에어로졸 흡입

잠복기, 발병, 사망률

- 잠복기: 5일~6개월
- 발병: 8주 이내
- 사망률: 2% 이하

전염/격리

- 사람에서 사람으로 전염되는 사례는 드물다.
- 격리는 필요하지 않다.

임상 진단검사

- 폴리메라아제 연쇄반응
- 항체기반 항원탐색체계(Antibody-based antigen detection systems)
- 효소결합면역분석법
- 혈액배양검사 또는 골수배양검사

환자사정/식별

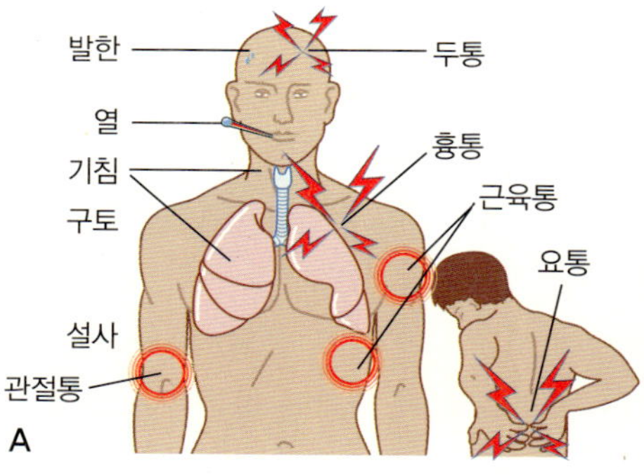

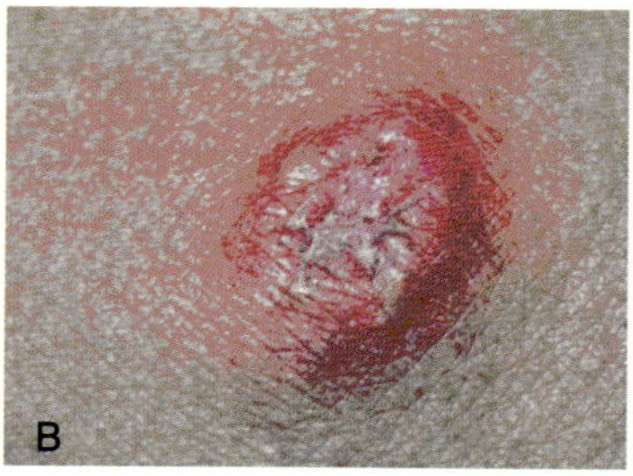

브루셀라병은 급성과 만성질환으로 분류되며, 전형적인 급성 전신 증상은 비특이적이고 독감과 비슷하고 파상열(간헐적), 두통, 오한, 과다 발한, 권태, 근육통, 관절통, 요통, 피로, 식욕부진, 성급함이 있다. 위장에도 증상이 흔하게 나타나며 구역, 구토, 설사, 회장염, 대장염, 간염이 나타난다. 그외에도 병소감염으로 인한 골통, 늑막성 흉통, 기침이 있다. 선병증, 인후염, 발진은 아이들에게 더 흔히 나타난다. 감염은 중추신경계(뇌수막염), 혹은 심장(심내막염)으로 악화될 수 있다. 척추주위의 농양과 척추의 골관절감염은 흔하다.

중간과 대 관절이 쉽게 감염된다. 비뇨생식기 감염으로 신우신염, 방광염, 고환-부고환염을 일으킨다. 브루셀라병 감염은 몇 개월 동안 지속되며 만성 통증으로 악화된다. 사망률은 2% 미만이며, 보통 심내막염으로 초래된 것이다.

환자관리

- 즉시 치료해야 한다.
- 재감염을 방지하기 위해 독시사이클린(Doxycycline)과 리팜핀(Rifampin)을 6주 동안 함께 투약한다.
- 조기 치료는 매우 중요하다. 질병의 심각성과 지속시간은 얼마나 치료를 빨리 시작하는지에 달려있다.

치료

6주간 치료를 지속하며, 표 6-6을 참조한다.

개인 안전위험

위험성 낮음

지침

표준주의 지침

표 6-6 브루셀라병 치료

약물	성인	아동
독시사이클린	100mg을 하루에 2회 경구로 투여한다.	100mg을 하루에 2회 경구로 투여한다.
리팜핀	하루에 600mg을 투여한다.	15~20mg/kg/day은 1~2회 복용량이고, 하루에 최대 600~900mg을 투여한다.

가족 안전/귀가

위험성 낮음: 부르셀라병은 감염되지 않는다.

백신

존재하지 않음

식품 안전위험

생물학적 물질에 대한 설명: 식품 안전위험

개요

식품매개질병은 오염된 식품을 섭취함으로 생긴다. 많은 종류의 질병을 일으키는 미생물과 독성이 있는 화학물은 식품을 오염시킬 수 있다. 식품매개질병은 250개 이상의 종류가 알려져 있으며, 박테리아, 바이러스, 기생충이 대부분의 원인이다. 다른 질병은 음식을 오염시키는 해로운 독소나 화학물로 인한 중독이다(예: 독버섯).

질병의 종류가 많은 만큼 증상도 다양하지만 미생물이나 독소는 위장기관을 통해 몸에 들어오므로 초기 증상은 구역, 구토, 경련성 복통, 설사 등이다.

다음의 세 가지 식품매개질병은 건강을 위협한다.

- 대장균
- 살모넬라
- 이질

무기화

식품 오염

잠복기, 발병, 사망률

위의 질병들은 며칠 동안의 잠복기가 있으며, 질병으로 노출된 이후 며칠 후에 시작된다. 식품매개질병으로 인한 사망은 드물다.

전염/격리

- 오염된 음식의 섭취로 전염된다.
- 사람 간의 전염은 드물다.
- 격리는 불필요하다.

환자사정/식별

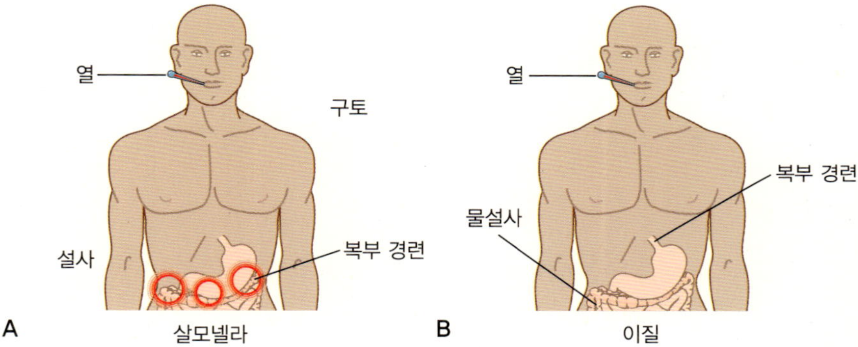

살모넬라는 그람음성간균으로 인해 생기며 가벼운 정도에서 심한 설사를 일으킨다. 살모넬라 타이피무리움(*Salmonella typhimurium*)과 살모넬라 엔터라이티디스(*S. enteritidis*)의 혈청형이 미국에선 가장 흔하지만, 살모넬라 타이피(*S. Typhi*)와 살모넬라 파라타이피(*S. paratyphi*)가 가장 심각한 질병을 일으킨다.

비장티푸스성 장염의 증상은 미열, 오한, 구역, 구토, 설사, 경련성 복통이 있다.

장티푸스와 파라티푸스의 초기 증상은 급성복통, 복부압통, 열, 오한, 발한, 두통, 식욕부진, 기침, 인후염, 어지럼증, 피곤, 근육통이 있다. 보통 균혈증을 동반하며 몇 주간 지속하는 고열이 있고 심각한 질환으로 악화된다. 약 30%는 홍반을 띄우는 발진이 생기며, 5~10%는 정신상태 변화를 경험한다. 약 1%는 장 천공에 걸린다.

세균성 이질은 장내세균과인 이질이라는 그람음성 박테리아가 원인이다. 3분의 2의 사례는 그룹D 박테리아인 시겔라 소네이(*Shigella sonnei*)가 원인이다. 나머지는 그룹B인 시겔라 플렉스너리(*S. flexneri*)때문이다. 시겔라 플렉스너리로 인한 감염은 관절통, 시력문제, 배뇨통을 일으키는 만성자가면역질환인 라이터증후군으로 발전할 수 있다.

노출 후 1일에서 3일 사이에 초반증상으로 열과 복통, 경련, 다량의 물설사가 있다. 탈수가 일어날 수도 있다. 그 이후로 1~3일이 더 지나면 열과 설사는 좋아질 수 있지만, 아닐 경우 독혈증, 고열, 복통, 복부압통, 과다한 장 운동, 그리고 직장궤양이 생길 수 있다. 치료가 제공되지 않으면 질환은 30일까지 지속될 수 있다(평균 7일).

임상 진단검사

- 그람염색
- 대변 배양 검사
- 혈액 배양 검사

환자관리

- 환자가 탈수되지 않도록 지지적인 치료를 제공한다.
- 보통 환자는 추가 치료 없이 며칠 안에 회복된다.

치료

- 수분과 전해질을 보충해주고 수분 섭취량을 맞춘다.
- 설사가 심할 경우 탈수를 방지하기 위해 세랄라이트(CeraLyte), 페디알라이트(Pedialyte), 혹은 오랄라이트(Oralyte) 같은 경구 수액제를 투약한다.

개인 안전위험

위험성 낮음

지침

표준주의 지침

가족 안전/귀가

위험성 낮음: 위험성 없음

백신

존재하지 않음

마비저

생물학적 물질에 대한 설명: 마비저

개요

마비저는 그람음성간균인 버크홀데리아 말레이(Burkholderia mallei)의 감염으로 인한 질병이다. 이 질병은 말에서 온 질병이다. 마비저는 전파되기 쉽기 때문에 질병관리본부에서 B급 생물테러 물질로 구분되어 있다.

마비저의 감염은 피부, 점막, 혹은 폐기관계에서 발생할 수 있으며, 패혈증형으로 악화될 수 있다. 급성폐비저는 생물공격에서 가장 흔한 유형이다. 급성국소성비저의 박테리아는 피부의 상처나 눈, 코, 입에 있는 점막표면으로 들어가며, 결막염 혹은 혈성분비물과 코에서 고름이 나올 수 있다.

급성비저는 치료가 없을 경우 대부분 치명적이다. 만성마비저는 증상이 지연되어 나타나며 피부농양이나 근육농양이 팔과 다리에 나타난다. 비장과 간에도 농양을 관찰할 수 있으며 부풀어 오른 국소임파절을 볼 수 있다. 드문 경우에는 뇌수막염으로 악화될 수 있다.

무기화

에어로졸 흡입

잠복기, 발병, 사망률

- 잠복기: 10~14일
- 발병: 갑작스러움
- 사망률: 치료받을 경우, 40%; 치료받지 못할 경우, 95%

전염/격리

- 성전파 감염을 포함한 사람 간의 전염이 가능하다.
- 1인실로 격리시킨다.

환자사정/구분

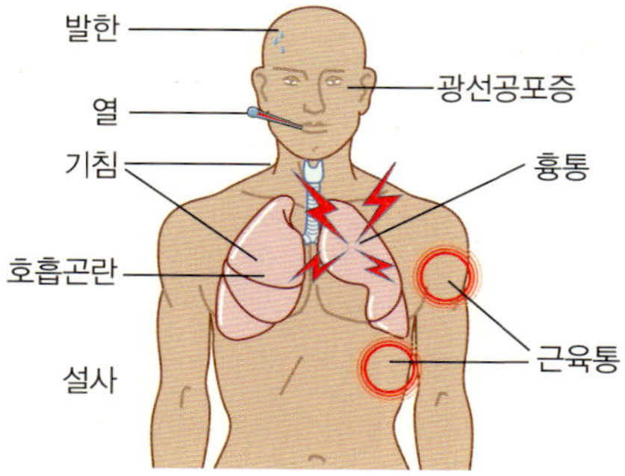

자연적으로 전염된 경우(흡입 혹은 혈행파급)나 생물테러공격의 피해로 전염되었거나 폐비저는 10~14일 사이의 잠복기를 가지고 있으며 갑작스런 독감과 유사한 열, 경직, 땀, 흉통, 근육통, 눈물, 설사, 광선공포증, 경부 림파절증, 비종, 그리고 구진성/농포성 발진이 일어난다. 이것은 빠르게 폐렴이나 폐농양으로 악화된다. 속립성결절, 침윤물, 혹은 폐농양일 경우에는 흉부 X-ray가 양성으로 나온다.

급성국소성비저의 박테리아는 피부의 상처나 눈, 코, 입에 있는 점막표면으로 들어가며, 결막염 혹은 혈성분비물과 코에서 고름이 나올 수 있다. 급성비저는 치료가 없을 경우 대부분 치명적이다. 만성마비저는 증상이 지연되어 나타나며 피부농양이나 근육농양이 팔과 다리에 나타난다. 비장과 간에도 농양을 관찰할 수 있으며 부풀어 오른 국소임파절을 볼 수 있다. 드문 경우에는 뇌수막염으로 악화될 수 있다. 패혈성 마비저는 7~10일 사이에 가장 치명적이다.

임상 진단검사

- 그람염색
- 혈액배양검사
- 객담배양검사
- 소변배양검사
- 피부배양검사

환자관리

- 의심환자는 응급의료기관에 배치/운반하고 마스크를 착용시킨다.
- 클로람페니콜에 내성이 있다.
- 사람이 걸리는 마비저는 흔하지 않으므로 치료에 대한 정보가 제한되어 있다.

치료

약물 치료를 위해 표 6-7을 참조한다.

개인 안전위험

낮음

지침

비말주의, 표준주의 지침

가족 안전/귀가

위험성 낮음: 전염성이 낮으므로 위험성이 낮다.

백신

예방을 위한 치료: 트리메소프림(trimethoprim, TMP) 2mg/kg/과 설파메톡사졸(sulfamethoxazole, SMX) 10mg/kg을 하루에 2회 최소 2주 동안 복용한다.

표 6-7 마비저 치료

환자	치료
성인	• 세프타지딤(Ceftazidme)과 트리메소프림/설파메톡사졸을 혼합하여 2주간 정맥주입으로 투여한다. • 최소 6개월 동안 투약을 위해 TMP/SMX을 경구약으로 복용한다.
아동	• 세프타지딤 50mg/kg을 8시간 간격으로 정맥주사로 투여한다.

유비저

생물학적 물질에 대한 설명: 유비저

개요

유비저 혹은 휘트모어병은 그람음성간균인 버크홀데리아 슈도말레이(Burkholderia pseudomallei)에 인해 전염되는 질병이다. 유비저의 임상적 양상은 마비저와 비슷하며(이름만 다를 뿐), 과거에 무기화 연구에 사용되었다. 자연적으로 전염되는 유비저는 피부의 상처, 흡입 및 오염된 물과 거름과의 접촉으로 인해 얻게 된다. 생물테러 요소로써 무기화하기 가장 쉬운 방법은 에어로졸 형태일 것이다.

유비저는 패혈증의 유형만 아니면 보통 치명적이지 않다. 생물테러공격에서는 초기 세균 노출 때문에 사망률이 더 높을 것이다. 유비저는 임상에서 국부적, 폐, 패혈증, 만성의 4가지로 구분된다.

무기화

에어로졸 흡입

잠복기, 발병, 사망률

- 잠복기: 2일~2년
- 발병: 갑작스럽거나 지연될 수 있음
- 사망률: 패혈증 유형일 경우 90% 이상

전염/격리

- 성전파 전염을 포함한 사람과의 전염이 가능하다.
- 1인실로 격리시킨다.

환자사정/구분

유비저는 임상에서 국부적, 폐, 패혈증, 만성의 4가지로 구분된다.

- 급성 국부적: 급성 국부적 유비저는 피부에 작은 혹이나 농포를 생성한다. 피부 병변은 주로 1~5일 사이 오염된 물이나 토양과의 접촉된 부분의 상처에서 일어난다. 림프전염과 임파선염이 흔히 나타난다. 전신증상으로는 열과 오한, 근육통이 있다. 특히 만성질환을 앓는 환자나 면역저하 환자일 경우 패혈증으로 악화될 수 있다.

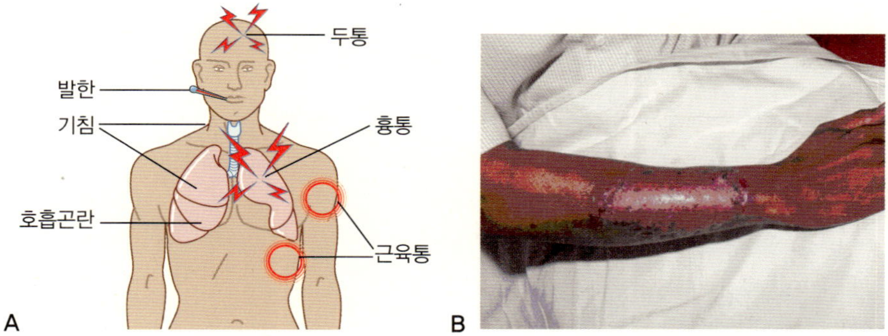

- 폐: 폐 유비저의 증상은 가벼운 기관지염에서부터 극성폐렴까지 다양하다. 증상은 에어로졸화된 세균을 흡입한 후 10~14일 사이에 나타나며, 갑작스러운 고열과 오한, 잔기침 혹은 마른기침, 흉통, 두통, 식욕부진, 근육통이 있다. 이 유형은 유비저 중 유일하게 기침 증상을 보인다. 피부 종기가 관찰될 수 있으며 감염 후, 수개월이 지나도 공동을 형성하는 등 결핵으로 오해받을 수 있는 만성 폐농양이 나타날 수 있다.
- 패혈증: 패혈증형 유비저는 패혈성 쇼크로 인한 결과이며 면역이 저하되었거나 당뇨, 신기능부전인 사람들에게 나타날 확률이 높다. 증상은 두통과 열, 오한, 설사, 파종성 농양, 근육통, 피부 농포, 방향감각상실, 호흡곤란이 있다. 사망률은 최소 90% 이상이며 치료를 받더라도 48시간 안에 사망하게 된다. 당뇨, 간경변증, 폐질환, 신장질환, 혹은 낭성 섬유증을 가지고 있는 면역저하된 사람이거나 카바(kava) 뿌리를 먹은 사람들은 패혈증성 감염에 걸린다.
- 만성화농성: 만성 화농성 유비저는 보통 증상이 지연되어 나타나며 피부와 간, 폐, 비장에 농양이 생긴다. 림프관과 뼈, 관절에도 농양이 생길 수 있다. 지연소모성 질병으로 발전할 수 있다.

임상 진단검사

- 그람염색
- 혈액 배양 검사
- 객담 배양 검사
- 소변 배양 검사
- 피부 배양 검사

환자관리

- 초기에 빠른 IV 항생제 치료가 중요하다.
- 예후는 질병의 유형과 치료의 방향에 따라 다르다.

치료

60일 동안의 치료:

성인

- 세프타지딘(Ceftazidine) 60mg/kg을 12시간 간격으로 IV 혹은 IM으로 주입한다.
- 이미페넴(Imipenem) 500mg을 8~12시간 간격으로 IM 혹은 IV로 주입하거나 아목시실린 클라불란산(Amoxicillinclvulanate) 875mg을 하루에 2회 경구로 투여한다.

아동

- 세프타지딘 60mg/kg을 12시간 간격으로 IV 혹은 IM으로 주입한다.
- 나이에 따라 이미페넴 25mg/kg을 6~8시간 간격으로 IV로 주입하거나 아목시실린 클라불란산 30mg/kg을 하루에 2회 경구로 투여한다.

개인 안전위험

위험성 중간임

지침

표준주의와 접촉주의 지침

가족 안전/귀가

위험성 낮음: 옷이 오염되지 않도록 갈아입는다.

백신

존재하지 않음

폐 페스트

생물학적 물질에 대한 설명: 폐 페스트

개요

폐 페스트는 그람음성간균 예르시니아 페스티스(Yersinia pestis)로 인한 극성

폐질환이다. 설치류(예: 프래리독, 다람쥐, 쥐, 등)와 벼룩, 드물게는 고양이에서 기원하는 예르시니아 페스티스는 흑사병이나 패혈성 페스트 전염병을 일으킨다. 생물테러 사례에서 폐 페스트는 에어로졸의 형태로 뿌려질 것이며, 매우 치명적이고 전염성이 큰 폐 질환을 가져올 것이다. 폐 페스트가 자연적으로 전염되었거나 생물테러공격에서 전염되었든, 증상 시작 후 24시간 내에 치료받지 않으면 전격성 질병으로 악화되어 사망할 수 있다.

무기화

에어로졸 흡입

잠복기, 발병, 사망률

- 잠복기: 1~6일
- 발병: 갑작스러움
- 사망률: 치료받지 않을 경우, 50%~90%; 치료받을 경우, 15%

전염/격리

- 폐질환은 사람과의 직접적인 접촉으로 인한 작은 물방울로 전염될 수 있다.
- 환자를 음압병실에 격리시킨다.
- 페스트는 연방 정부의 통치를 받는 검역전염병이다.

환자사정/식별

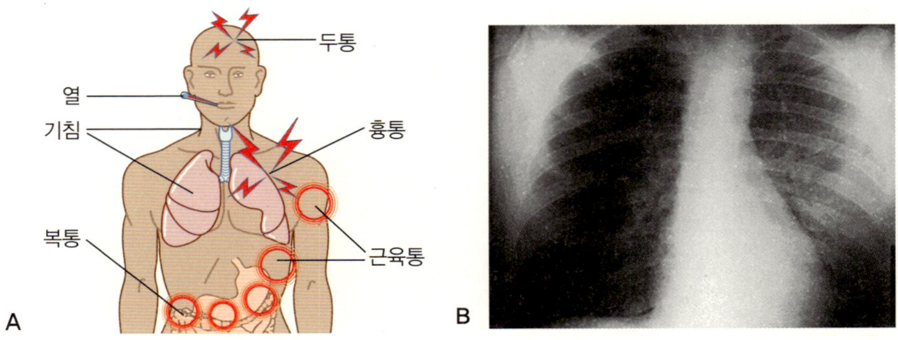

폐 페스트는 고열과 오한, 두통, 젖은 기침, 흉통, 객혈, 극성 권태감, 근육통, 빈 호흡, 빈맥, 폐렴을 가져오는 극성 전격 질병이다. 위장 증상으로는 구역과 구토, 복통, 설사가 흔히 나타난다.

증상 시작 후 24시간 안에 치료를 받지 않으면 폐 페스트는 급속히 청색증과 호흡곤란, 패혈증, 순환허탈, 사망으로 악화된다.

임상 진단검사

- 혈액배양검사
- 객담배양검사
- 림프절배양검사

환자관리

- 초기증상이 나타난지 24시간 이내에 치료해야 한다.
- 환자와 관련된 사람들을 검사하고 예방조치로 항생제 치료를 시작한다.
- 중환자실에서 지지적 치료를 제공한다.

치료

7일 동안 스트렙토마이신(Streptomycin), 젠타마이신(Gentamicin), 테트라사이클린(Tetracyclines), 또는 클로람페니클(chloramphenicol)을 사용한다(표 6-8).

개인 안전위험

위험성 높음

지침

공기주의, 비말주의, 표준주의 지침

가족 안전/귀가

위험성 낮음: 옷이 오염되지 않도록 갈아입어야 한다.

백신

백신은 미국에서 더 이상 제공되지 않음

표 6-8 폐 페스트 치료

환자	치료
성인	스트렙토마이신 1g을 하루에 2회, 10일 동안 IM으로 투여한다(임산부는 아님). 젠타마이신 5mg/kg을 하루에 1회 IM 혹은 IV로 투여하거나 2mg/kg을 로딩 용량을 준 후 1.7mg/kg을 하루에 3회 10일 동안 IV로 투여한다. 독시사이클린 100mg을 하루에 2회 IV로 투여하거나 200mg을 하루에 한 번 10일 동안 IV로 투여한다(만약 gentamicin이 없을 경우 경구용 항생제 사용). 시프로플록사신 400mg을 하루에 2회 10일 동안 IV로 투여한다(혹은 다른 적절한 양의 fluoroquinolones). 클로람페니콜(페스트 수막염일 경우 추가), 25mg/kg을 하루에 4회 10일 동안 IV로 주입한다. 25mgc/mL 이상의 농도는 돌이킬 수 없는 골수 억제를 일으킬 수 있다.
아동	스트렙토마이신 15mg/kg을 하루에 2회 10일 동안 IM으로 투여한다(하루 최대 용량 2g). 젠타마이신 2.5mg/kg을 하루에 3회 10일 동안 IM 혹은 IV로 투여한다(신기능 위해 조절). 독시사이클린: >45kg일 경우 성인과 같은 양; <45kg일 경우, 2.2mg/kg을 하루에 2회 10일 동안 IV로 투여한다(최대 200mg/day). 시프로플록사신 15mg/kg을 하루에 2회 10일 동안 IV로 투여한다(하루 최대 양 1g). 클로람페니콜(페스트 수막염일 경우 추가), 25mg/kg을 하루에 4회 10일 동안 IV로 투여한다. 농도는 5에서 20mcg/mL으로 유지되어야 한다. 25mcg/mL 이상의 농도는 돌이킬 수 없는 골수 억제를 일으킬 수 있다. 투여하기 전에 전문가와 상담을 받아야 한다.

앵무새병

생물학적 물질에 대한 설명: 앵무새병

개요

앵무새병은 클라미디아증, 오르니토시스(ornithosis)로도 알려져 있으며, 조류의 건조된 분비물에 있는 클라미디아 시타시(psittaci) 박테리아가 원인인 희귀한 동물매개 감염 질병이다. 자연적 감염은 오염된 에어로졸이나 먼지를 흡입하여 일어나며, 무기화가 된다면 에어로졸 형태로 쓰여질 것이다.

드물게도 급성 앵무새병은 치명적일 수 있다(올바른 항생제 치료를 받을 시에는 1% 이하). 생물테러공격으로 인한 사망률은 초기 노출 때문에 더 높을 수 있다.

클라미디아시타시(C. psittaci)는 애완용 조류와 비둘기, 오리, 그리고 칠면조에서 흔히 발견될 수 있으며 증상이 없을 수도 있다. 증상이 뚜렷한 감염된 조류는 설사와 떨림, 졸음, 식욕부진, 그리고 호흡곤란을 보인다.

무기화

에어로졸 흡입

잠복기와 사망률

- 잠복기: 5~15일
- 사망률: 치료받을 경우, 1% 이하; 치료받지 않을 경우, 15%~20%

전염/격리

- 사람과의 전염은 드물다.
- 전염은 감염된 조류의 에어로졸화된 소변, 건조된 분비물, 건조된 대변의 흡입으로 일어난다.
- 1인실로 환자를 격리시켜야 한다.

환자사정/식별

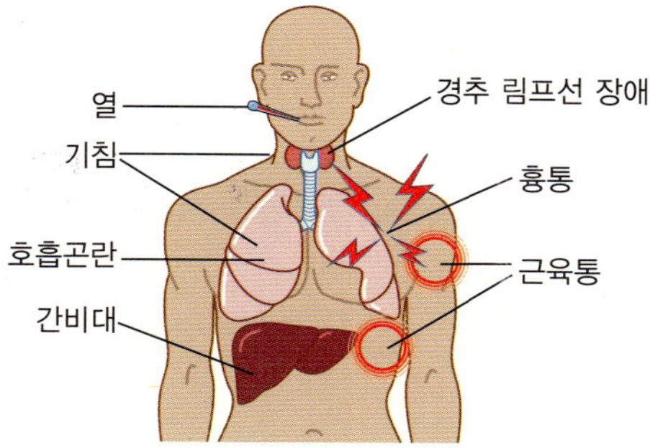

- 앵무새병 증상은 경증상과 비특이적 증상, 독감형증상이 있으며 급성 폐렴과 호흡곤란, 열, 오한, 근육통, 두통, 피로, 흉통, 마른기침, 숨가쁨이 있을 수 있다. 청진 시 라음이나 수포음이 들릴 수 있으며 혈담이 있을 수 있다.

- 앵무새병은 간 비대, 비장 비대, 경부림프절 비대, 두드러기, 혈종, 결절성 홍반, 윤곽성 홍반으로 악화될 수 있다. 심장의 징후로는 상대적 서맥과 심낭염, 심근염이 있다.
- 장티푸스의 장미진과 비슷한 핑크색 반점의 안면발진이 나타난다.
- 흉부 X-ray에서 고르지 못하거나 좁쌀 모양이거나 간유리침윤물이 보일 수 있다.

임상 진단검사

- 미세면역형광법(Microimmunofluorescence)
- 혈액배양검사
- 객담배양검사
- 폴리메라아제 연쇄 반응
- 직접형광항체분석(Direct fluorescent antibody assay)
- 효소면역분석법

환자관리

- 응급실에 있거나 운반 중 의심환자에게 마스크를 착용하도록 한다.
- 항생제 치료는 항체의 반응을 막아 진단을 내리는데 더욱 어렵게 한다.
- 환자에게 최근 조류와의 접촉이 있었는지 질문한다.

치료

10~21일 동안 치료(표 6-9)

개인 안전위험

위험성 낮음

지침

비말주의와 표준주의 지침

가족 안전/귀가

위험성 낮음: 이 질병은 쉽게 전염되지 않는다.

표 6-9 앵무새병 치료

환자	치료
성인	• 독시사이클린 100mg을 12시간 간격으로 경구 혹은 IV로 주입한다. • 테트라사이클린 500mg을 하루에 4회 PO 혹은 IV로 주입한다.
아동	• 독시사이클린 2.5mg/kg을 12시간 간격으로 경구 혹은 IV로 주입한다. • 테트라사이클린 6.25~12.5mg/kg을 하루에 4회 경구 혹은 IV로 주입한다.

백신

존재하지 않음

Q열

생물학적 물질에 대한 설명: Q열

개요

Q열은 리케치아와 비슷한 콕시엘라 부르네티(*Coxiella burnetii*)라는 생물에 의해 생기는 동물매개 감염 질병이다. 소, 양, 염소들이 첫 병원 보유체이며, 사람으로의 전염은 체액과의 직접적 접촉이 있거나 에어로졸화된 콕시엘라 부르네티를 흡입하거나 오염된 먼지를 흡입하면 발생한다. 오염된 고기나 우유를 섭취함으로 인해 생기는 전염은 드물다. 콕시엘라 부르네티는 열과 건조, 흔한 소독약에 면역이 있으며 아주 적은 양으로도 전염될 수 있다. 생물테러 공격에서는 에어로졸화된 무기가 가장 사용하기 쉬울 것이다.

Q열은 만성질환으로 악화될 수 있으며 6개월 이상 지속될 수 있다. 만성 Q열은 초기 감염된지 20년 후까지 나타날 수 있다. Q열은 심내막염이나 무균성 수막염으로 악화될 수 있다. 감염된 환자는 평생 Q열에 대한 면역성을 갖게 되며 감염된 환자 중 절반은 증상이 없다.

무기화

에어로졸 흡입

잠복기, 발병, 사망률

- 잠복기: 10~40일
- 발병: 갑작스러움
- 사망률: 1~2%

Q열의 잠복기는 보통 2~3주 정도이지만 노출된 생물체의 수에 따라 달라질 수 있다. 심한 노출인 경우에는 5일이 걸릴 수 있으며, 생물테러 공격으로 인한 것일 수 있다.

전염/격리

- 진드기로 인한 전염은 드물다.
- 사람과의 전염은 보고되지 않았다.
- 격리는 불필요하다.

환자사정/식별

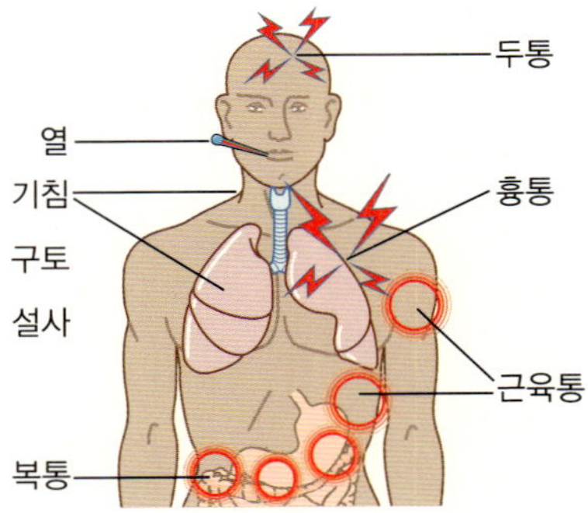

- Q열의 초기증상은 고열(40℃까지)과 오한, 두통, 권태, 근육통, 혼란, 인후염, 발한, 구역, 구토, 설사, 복통이 있다. 증상이 나타난지 4~5일 후 30~50%의 사례에서 마른기침을 일으키는 폐렴과 흉통, 라음이 나타날 수 있다. 열은 최대 2주 동안 지속되며, 가끔 간염도 나타날 수 있다.
- 만성 Q열은 6개월 이상 지속될 수 있다. 만성 Q열은 초기 감염 이후 20년까지 나타날 수 있으며 심내막염과 무균성 수막염으로 악화될 수 있다.
- Q열의 유병률은 확실하지 않다. 감염된 사람 중 절반은 무증상이다.

임상 진단검사

- 간접면역형광항체법(IFA)
- 면역 조직화학적 착색
- 폴리메라아제 연쇄 반응
- CXR

환자관리

- 치료는 발견되는 즉시 하는 것이 좋다. 감염된 후 3일 이내에 치료하는 것이 가장 효과적이다.
- 체중감소를 막기 위해 IV 수액을 통해 지지적인 치료를 한다.
- 병이 재발하면 치료를 다시 시작한다.

치료

- 독시사이클린
- 용량: 독시사이클린 100mg을 하루에 2회 15~21일 동안 경구약으로 투여한다.

개인 안전위험

위험성 낮음

지침

표준주의 지침

가족 안전/귀가

위험성 낮음: 전염되지 않으므로 위험하지 않다.

백신

미국에서 구할 수 없음

두창

생물학적 물질에 대한 설명: 두창

개요

두창은 두창바이러스로 인한 치명적이고 전염성인 질병이다. 임상에서는 두 가지의 종류가 있다: 대두창(전통적인 사망률: 30%), 소두창(전통적인 사망률: 1% 이하). 이 질병은 임상에서 4가지의 아류형으로 보통, 변형, 편평, 출혈성이 있으며, 모든 두창 사례 중 90%는 보통이다. 변형 두창은 두창 예방접종을 받은 사람에게 나타난다. 편평과 출혈성 두창은 아주 심각하지만 드물다. 모든 형태의 두창은 1980년에 근절되었고 더 이상 사례가 나오지 않았지만, 바이러스는 몇 개의 실험실에 보관되어 있으며 생물테러리스트들의 손에 있을 수도 있다. 두창은 전염성과 높은 사망률로 인해 A범주 생물테러물질로 분류되어 있다. 가장 흔한 무기화로서는 에어로졸이지만 감염된 사람이 돌아다니기만 해도 주변 사람들을 전염시킬 수 있다. 단 하나의 두창 사례이어도 테러리스트 공격을 의심할 수 있다.

두창바이러스의 숙주는 인간뿐인 것으로 알려져 있다. 두창은 알려진 질병 중 가장 전염성이 높은 질병 중 하나이며, 오직 5에서 10개의 비리온이 사람을 감염시키는 데 필요하다. 환자는 딱지가 떨어지기 전이나 치유되기 전 나타나는 발진이 나타나기 24시간 전에 가장 전염성이 높다. 잠복기에는 전염되지 않는다. 두창바이러스의 예방접종은 1972년 이후 중단되었지만 2002년 이후로는 군 인사, 일부 임상가, 경찰, 공중 위생 관리원, 초기 구조자들이 예방접종을 받고 있다. 현재 대중들에게는 예방접종이 이루어지지 않는다. 생물테러가 아닌 사람들 중 두창에 위험한 사람들은 아틀란타와 모스크바지역 질병관리본부의 실험실뿐이다. 불법적인 목적을 위해 테러리스트들이 이 바이러스를 키우고 있을 수도 있다.

무기화

에어로졸 흡입

잠복기, 발병, 사망률

- 잠복기: 3~17일
- 발병: 2~4일
- 사망률: 대두창 30%; 소두창 1%

전염/격리

- 호흡기 비말, 체액과의 접촉, 상처, 오염된 옷이나 침구로 인해 사람끼리 쉽게 전염될 수 있다.
- 드문 경우로, 밀폐된 공간에서의 공기로 전염될 수 있다.
- 환자는 발진이 시작된 이후로부터 마지막 딱지가 떨어질 때까지 전염성을 가진다.
- 환자는 음압병실로 격리시킨다.
- 두창은 연방정부의 통제를 받는 검역전염병이다.

환자사정/식별

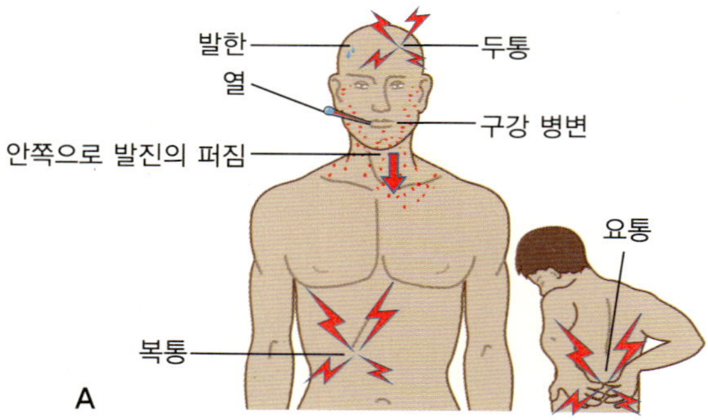

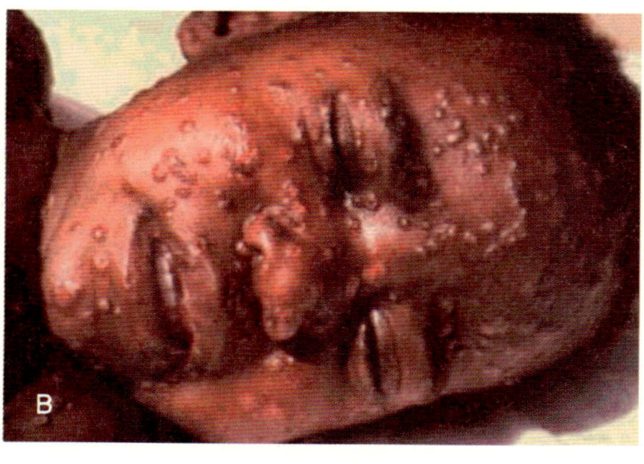

두창의 초기 증상은 3일에서 17일 사이의 잠복기 이후에 나타나며 고열의 전구증세와 오한, 두통, 요통, 권태, 구토가 있다. 극성 복통과 섬망도 관찰될 수 있다.

2일에서 4일 후에는 반점과 구진의 발진이 입, 얼굴, 사지에 나타나며 발바닥과 손바닥을 포함한 몸 전체에 퍼진다. 발진의 병변은 소수포와 농포에서 일어날 수 있으며 오목 흉터를 남긴다.

감염된지 2주 후에는 독혈증으로 사망할 수 있다. 뇌염과 합병에 걸릴 수도 있다.

출혈형과 평편형은 사망률이 100%나 되며 떨어지는 구진을 보이지 않는다.

- 출혈성 두창: 출혈성 두창에서의 점상출혈과 출혈은 심한 복통과 두통, 요통, 고열과 연계되어 있다.
- 평편성 두창: 평편성 두창에서는 심각한 전신증상이 나타나지만 피부병변은 부드럽고 붉은 오렌지색 구진의 형태를 가지며, 농포나 가피로 발전하지 않는다.
- 소두창: 소두창은 더 적은 양의 피부 병변과 덜 심각한 전신증상을 일으킨다.

임상 진단검사

- 임상적 양상
- 전자현미경검사
- 폴리메라아제 연쇄 반응
- 항체검사

환자관리

- 환자를 즉시 격리시킨다.
- 질병을 예방하거나 약화시키기 위해 백신을 준다. 만약 발진이 이미 있다면 백신은 환자를 보호하지 않을 것이다.
- 증상을 치료하기 위해 지지적 치료를 제공한다.

치료

- 해열제와 진통제, 2차 세균감염을 대비하는 항생제, 그리고 수액 치료와 함께 지지적 치료를 제공한다.

- 노출된지 3일 이내: 백신을 투여하여 예방하거나 질병의 심각성을 크게 줄일 것이다.
- 노출된지 4~7일 이내: 백신은 부분적으로 보호해주거나 질병의 심각성을 줄여줄 것이다.
- 발진이 보일 시: 백신은 환자를 보호하지 못할 것이다.

개인 안전위험

안전 위험성 높음

지침

공기주의와 접촉주의, 표준주의 지침

가족 안전/귀가

위험성 높음: 옷, 신발 등은 위험한 폐기물로 처분되어야 하고 외부로 나가기 전에 처리해야 한다.

백신

Vaccinia

포도상구균 엔테로톡신 B(SEB)

생물학적 물질에 대한 설명: 포도상구균 엔테로톡신 B

개요

포도상구균 엔테로톡신 B(staphylococal enterotoxin B, SEB)는 응고효소양성인 황색포도알구균(Staphylococcus aureus)으로부터 만들어진 자연적인 독소다. 이 균은 가장 흔한 종류의 식중독을 일으키며 제대로 보관되지 않은 음식을 섭취할 경우에 생긴다. 무기의 형태의 포도상구균 엔테로톡신 B는 에어로졸 형태로 만들어질 수 있으며 사람을 무력화시키겠지만 치명적이지는 않을 것이다. 포도상구균 엔테로톡신 B는 1960년대 미국에서 무력화시키는 약물로 무기화되었으며, 흡입용 LD50은 0.02mcg/kg이다. 질병관리본부는 포도상구균 엔테로톡신 B가 쉽게 생산될 수 있고 퍼트리기 쉬우며, 적절한 이환율과 낮은 사망률을 가지고 있어 B분류 생물테러무기로 결정하였다.

생물테러공격에서 고농도의 SEB를 흡입할 경우 호흡곤란과 흉통, 폐부종, 급성 호흡곤란 증후군을 일으킬 수 있다.

무기화

- 에어로졸 흡입
- 음식이나 물 오염

잠복기, 발병, 사망률

- 잠복기: 섭취 시 4~10시간; 흡입 시 3~20시간
- 발병: 갑작스러움
- 사망률: 드묾

전염/격리

- 사람 간에 직접적으로 전염되지 않는다.
- 격리가 불필요하다.

환자사정/식별

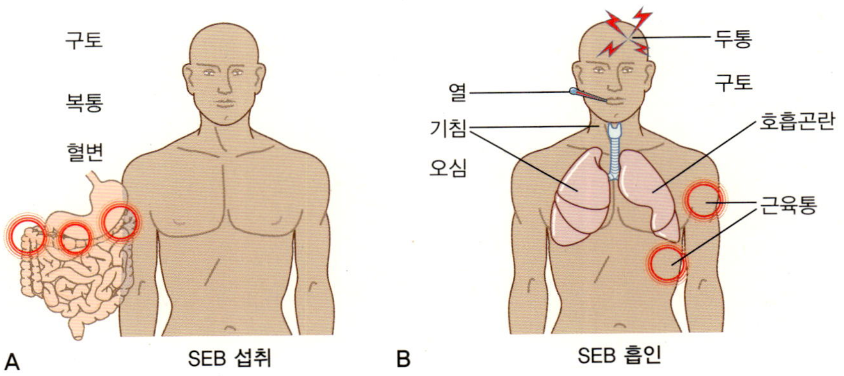

- 섭취: 포도상구균 엔테로톡신 B에 자연적으로 감염되었거나 생물테러 공격에 당했거나 섭취한 경우의 증상은 오심과 구토, 설사, 복통을 나타낸다.
- 흡입: 포도상구균 엔테로톡신 B가 흡입되었다면 갑작스런 고열(39.5~41℃)과 근육통, 오한, 마른기침, 두통이 있다. 결막염도 생길 수 있으며, 열은 2일에서 5일 정도 지속되지만 기침은 4주 동안 지속될 수 있다.

- 숨을 쉬거나 내쉴 때 들리는 습성수포음에 주의해야 한다. 흉부 X-ray는 정상으로 나올 수 있지만 Kerley의 선(간질성부종)과 폐 부종, 점상출혈, 무기폐가 나타날 수 있다. 설명할 수 없는 호흡기 질환 환자가 갑작스럽게 많이 온다면 SEB의 징후일 수 있다.
- 생물테러공격에서 많은 양을 흡입하였다면 호흡곤란과 흉통, 폐 부종, 혹은 급성 호흡곤란 증후군 같은 더 심각한 증상을 나타낼 수 있다.

임상 진단검사

- 이유가 불확실한 급성 호흡기 질환 환자들이 갑자기 많이 있다면 SEB를 의심해 봐야 한다.
- 호흡기 질환과 라이신 같은 독소나 화학 독소와의 노출은 구분을 해야 한다.
- 혈청반응테스트를 회복기혈청에 실행해야 한다.

환자관리

- IV 수액, 산소, 전해질 균형을 위한 지지적 치료를 한다.
- 필요 시 삽관법과 기계적 인공호흡, 호기종말양압호흡을 실행한다.
- 환자는 보통 지지적 치료만으로 회복된다.

치료

IV 수액, 산소, 전해질을 이용한 지지적 치료

개인 안전위험

위험성 낮음

지침

표준주의 지침

가족 안전/귀가

위험성 낮음: 외부오염물 제거가 반드시 필요하지 않다.

백신

존재하지 않음

유행성 티푸스

생물학적 물질에 대한 설명: 유행성 티푸스

개요

유행성 티푸스(슬증 티푸스)는 리케치아 프로바체키(Ricketssia prowazekii)로 인한 감염 때문에 생기며, 비위생적 환경의 의류에 살고 있는 진드기로 인해 사람끼리 전염된다. 전쟁, 기근 혹은 과밀 상태, 추운 날씨는 진드기의 번식에 도움을 준다.

옷을 자주 갈아입지 않거나 목욕을 자주 하지 않으면 진드기가 번식하는 요인에 포함된다. 나이가 많은 사람들은 치료를 늦게 받을 확률이 높기 때문에 사망률이 더 높다.

만약 유행성 티푸스가 무기화될 경우엔 에어로졸화로 방출될 것이지만 감염된 진드기를 퍼뜨리는 방법도 있다.

무기화

- 에어로졸 흡입
- 감염된 진드기 배포
- 의류 오염

잠복기, 발병, 사망률

- 잠복기: 7일
- 발병: 갑작스러움
- 사망률: 40% 이상

전염/격리

- 진드기로 인해 전염된다.
- 진드기가 있는 사람과의 직접적 접촉을 하거나 오염된 상태로 공유된 의류, 침대, 수건으로 인해 전염된다.
- 격리가 불필요하다.

환자사정/식별

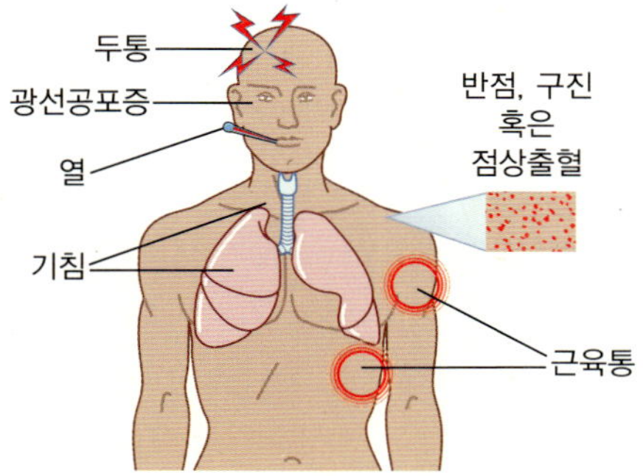

7일의 잠복기가 끝난 후 갑작스런 증상의 시작은 심한 두통과 열로 시작된다. 오한, 근육통, 탈진은 흔한 증상이며 마른기침이 있을 수도 있다. 열은 39~40℃까지 끊임없이 올라간다. 발병 후 4일에서 5일이 지나면 반점, 구진성, 점상출혈 등의 발진이 발견된다. 수막증이 보고된 경우는 드물다. 중추신경계로는 착란과 섬망, 혼수상태가 온다. 이명과 난청도 보고되었다. 신기능부전, 폐렴, 여러 군데의 장기부전도 나타날 수 있다. 완전한 회복은 몇 개월이 걸릴 수 있다.

임상 진단검사

- 폴리메라아제 연쇄반응
- 바일-펠릭스(Weil-Felix) 시험

환자관리

만약 유행성 티푸스가 의심된다면 검사실 결과를 확인하느라 치료를 늦추어서는 안 된다.

치료

열을 내리고 2~3일 동안 치료한다(표 6-10).

개인 안전위험

위험성 낮음

지침

표준주의 지침

표 6-10 유행성 티푸스 치료

환자	치료
성인	• 독시사이클린 100mg을 12시간 간격으로 PO 혹은 IV로 투여한다 • 테트라사이클린 500mg을 하루에 4회 PO 혹은 IV로 투여한다. • 클로람제니클 12.5mg/kg을 6시간 간격으로 IV로 투여한다.
아동	• 독시사이클린 2.5mg/kg을 12시간 간격으로 PO 혹은 IV로 투여한다. • 테트라사이클린 6.25~12.5mg/kg을 하루에 4회 PO 혹은 IV로 투여한다.

가족 안전/귀가

위험성 낮음: 병은 전염되지 않는다.

백신

존재하지 않음

바이러스성 뇌염

생물학적 물질에 대한 설명: 바이러스성 뇌염

개요

바이러스성 뇌염은 토가바이러스과(Togaviridae) 계열의 알파바이러스와 플라비비리대과(Flaviviridae) 계열의 바이러스를 포함한 모기매개 감염병이다.

- 토가바이러스과 계열: 베네슈엘라 말뇌염(venezuelan equine encephalitis, VEE), 서부형 말뇌염(western equine encephalitis, WEE), 동부형 말뇌염(eastern equine encephalitis, EEE)
- 플라비비리대과 계열: 세인트루이스 뇌염, 일본 뇌염, 웨스트 나일 바이러스

자연적으로 걸리는 감염의 대부분은 감염된 모기에 의한 것이지만 에어로졸화되어도 전염성이 있으므로 생물테러무기로 사용될 수 있다.

베네슈엘라 말뇌염(VEE)은 안정성과 적은 양으로도 전염시킬 수 있기 때문에 무기화되기 가장 적합하며, 거의 100%에 가까운 증상을 보인다. 그것 외에도 베네슈엘라 말뇌염(VEE)은 더 강한 압박을 주기 위해 유전적으로 변형될 수

있다. 풍토병이 없는 지역이나 말로 인한 질병이 없었던 지역에서 바이러스성 뇌염이 일어난다면 생물테러 공격을 의심해봐야 한다.

무기화

에어로졸 흡입

잠복기, 발병, 사망률

- 잠복기: 1~6일
- 발병: 갑작스럽거나 지연됨
- 사망률: 1% 이하

전염/격리

- 이 질병은 말과 인간 사이에 모기로 인해 전염된다.
- 연구결과에 따르면 에어로졸 흡입으로도 전염될 수 있으므로 효율적인 무기로도 사용 가능하다.
- 에어로졸로 인한 사람 간의 직접적인 접촉은 정확히 입증되지 않았다.
- 격리는 불필요하다.

환자사정/식별

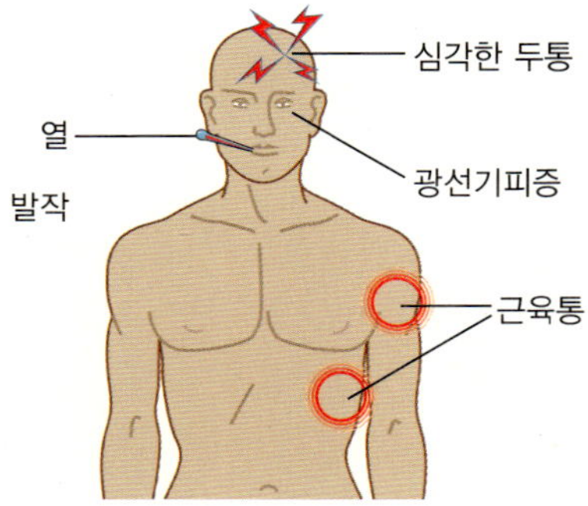

바이러스성 뇌염 증상은 없는 경우도 있고, 때로는 24시간에서 72시간 동안 발열, 오한, 피로, 근육통(특히 등하부), 극성 두통, 그리고 광선기피증이 있다. 구역, 구토, 인후염, 결막의 충혈, 설사 같은 증상들은 증상의 시작 이후로 빠르게 나타날 수 있다.

바이러스성 뇌염은 발작, 운동실조, 마비, 부전마비, 섬망, 혼수, 사망을 포함한 중추신경장애로 악화될 수 있다. 이러한 증상은 아동에게 더 흔하다.

임상 진단검사

- 일반 혈액 검사
- 효소면역분석법
- 요추 천자 검사

환자관리

- 표준주의 지침(장갑, 손 씻기, 튀지 않도록 주의)과 수술용 마스크나 HEPA필터(N-95 이상)을 착용하는 것은 기침을 하는 환자들 주변에 있을 때 도움이 될 것이다.
- 곤충매개체로 감염될 수 있으므로 모기를 관리하는 것은 추가 감염을 막는데 중요하다.

치료

- 수액과 진통제, 구토방지제 등의 지지적 치료를 제공한다.
- 심각한 경우에는 항경련제, IV 수액, 인공호흡기를 필요로 할 수 있다.

개인 안전위험

위험성이 낮음에서 중간 정도: 모기 매개체와 사람간의 전염의 애매성에 따라 다르다.

지침

표준주의 지침

가족 안전/귀가

위험성 낮음: 바이러스성 뇌염은 전염되지 않는다.

백신

- TC-83
- 용량: 한 번에 0.5mL 피하주사

- C-84(TC-83백신을 이미 맞은 경우)
- 용량: 매 2~4주마다 3회까지 혹은 항체 반응이 측정될 때까지 0.5mL 피하주사

바이러스 출혈열

생물학적 물질에 대한 설명: 바이러스 출혈열

개요

바이러스 출혈열(viral hemorrhagic fever, VHF)은 생물안전도 4 병원균으로 지명된 4가지의 바이러스 계열로 인한 질병의 무리를 말한다. 바이러스 출혈열은 다중시스템 증후군을 일으키며, 혈관이 파괴되고 몸이 스스로 회복되지 못하게 한다. 이러한 증상은 인체의 다양한 구멍으로부터 출혈을 동반한다. 바이러스 출혈열의 일부 계열은 경미한 질병을 일으키기도 하지만 대부분은 극성이며 치명적인 질병을 일으킨다.

바이러스를 일으키는 VHF는 4가지의 계열로 나뉘어지는데, 아레나바이러스(arena viruses), 분야바이러스(bunya viruses), 플라비바이러스(flaviviruses), 필로바이러스(filoviruses)가 있다.

아레나바이러스

- 아르헨티나 출혈열(HF)
- 볼리비아 출혈열
- Sabia-관련 출혈열
- 베네수엘라 출혈열
- 라사열
- 림프구성 맥낙 뇌막염

분야바이러스

- 크림 콩고 출혈열
- 침습아스페르길루스증
- 신 증후군 출혈열
- 리프트 벨리열

플라비바이러스

- 키야사나삼림병

- 옴스크 출혈열
- 진드기 매개체 뇌염

필로바이러스

- 에볼라 출혈열
- 마버그 출혈열

무기화

에어로졸 흡입

잠복기, 발병, 사망률

표 6-11에는 유행성 출혈열을 일으키는 바이러스의 잠복기, 증상 시작, 사망률을 제시하고 있다.

전염/격리

- 감염된 설치류의 소변과 대변, 타액 및 다른 분비물과의 접촉으로 일어난다.
- 감염된 사람, 감염된 타액, 시체와의 직접적인 접촉으로 전염될 수 있다.
- 감염된 환자를 음압병실로 격리시킨다.
- 유행성 출혈열은 연방정부의 통제를 받는 검역전염병이다.

표 6-11 바이러스성 출혈열을 일으키는 바이러스의 잠복기, 발병, 사망률

바이러스	잠복기	발병	사망률
에볼라	2~21일	갑작스러운 증상	90%까지
마버그	2~14일	갑작스러운 증상	25~90%
라사열	3~16일	1~3주 후	증상이 있는 경우 15~25%
한타바이러스	1~6주	갑작스러운 증상	5%
크림 콩고	7~12일	갑작스러운 증상	20~50%
리프트 벨리열	2~6일	며칠 후	1%
진드기 매개체 뇌염	7~14일	며칠 후	1~2%

환자사정/식별

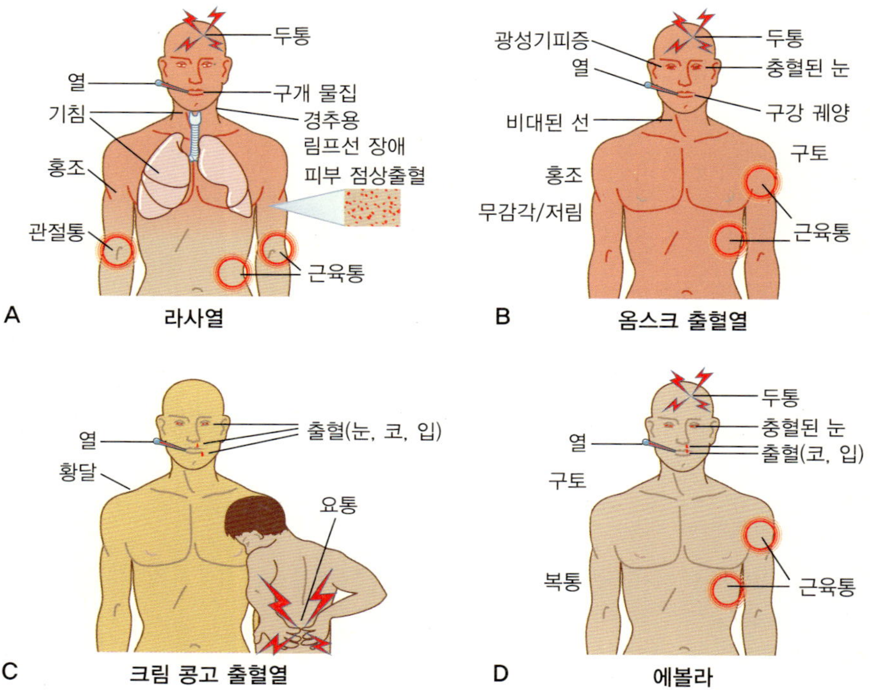

바이러스성 출혈열의 증상은 종류에 따라 다르다. 그러나 보통 초기증상으로는 열과 피로, 어지럼증, 근육통, 힘 감소 및 탈진이 있다.

심각한 경우에는 피내, 장기, 입, 눈, 귀에서 출혈이 나는 것을 볼 수 있으며, 쇼크, 신경기관 부전, 혼수, 섬망, 그리고 발작이 있을 수 있다.

임상 진단검사

- 전자현미경검사
- 일반혈액검사
- 바이러스 배양검사

환자관리

수액, 산소, 전해질을 공급하는 지지적 치료

표 6-12 출혈열의 종류에 따른 바이러스성 출혈열 치료

출혈열	치료
아르헨티나 출혈열	• 지지치료 • 출혈을 위한 신선 동결 혈장과 혈소판 • IV 리바버린(ribavirin)은 질병 발병 후 7일 이내에 도움이 될 수 있고, 30mg/kg은 로딩 용량이고, 다음 15mg/kg을 6시간 간격으로 4일 동안 투여한 후, 7.5mg/kg을 8시간 간격으로 6일 동안 투여한다.
크림 콩고출혈열	• 필요한 만큼 IV 수액과 콜로이드를 이용한 지지치료를 한다. • 신선 동결 혈장, 혈소판을 이용하여 응고장애 관리를 한다. • 리바버린 IV 30mg/kg은 로딩 용량이고, 다음 15mg/kg을 6시간 간격으로 4일 동안 투여한 후, 7.5mg/kg을 8시간 간격으로 6일동안 투여한다. • 인터페론과 회복기의 인간혈청(human plasma)은 도움이 될 수 있지만 충분히 검증되지 않았다.
에볼라와 마버그	• 특별한 치료 없지만 회복기의 인간혈청이 도움이 될 수 있다. • 치료는 지지적일 수 밖에 없으며, 신선 동결 혈장과 혈소판을 이용한 응고장애 관리가 가끔 성공적이다.
침습 아스페르길루스증	• 지지적인 치료를 한다. • 기도 인공호흡기로 관리한다.
키야사나삼림병	• IV 수액과 전혈을 이용한 지지치료를 한다. • 신선동결혈장(Fresh Frozen Plazma, FFP)과 혈소판, 비타민 K를 제공하여 출혈을 통제한다. • 출혈을 야기하는 아스프린이나 다른 비스테로이드 항염증제(nonsteroidal anti-inflammatory drug, NSAID) 사용을 제제한다.
라사열	• IV 리바버린 30mg/kg은 로딩 용량이고, 다음 15mg/kg을 6시간 간격으로 4일 동안 투여한 후, 7.5mg/kg을 8시간 간격으로 6일 이상을 투여한다. • 치료는 증상이 시작된 후 7일 이내에 제공해야 가장 효과적이다. • 회복기의 인간혈청은 질병이 걸린 9일 이내에 사용하면 효과적이다. • 지지적인 치료를 제공한다.
옴스크 출혈열	• 지지적인 치료를 제공한다. • 신선동결혈장과 혈소판, 비타민 K를 제공하여 응고장애를 치료한다.
리프트 벨리열	• 지지적인 치료를 제공한다. • 리바버린이 도움이 될 수 있다.

치료

표 6–12에 있는 유행성 출혈열을 위한 약물 치료를 참조한다.

개인 안전위험

위험성 높음

지침

에볼라, 마버그, 라사열, 한타바이러스, 크림 콩고일 경우 모든 지침을 사용한다.

가족 안전/귀가

위험성 높음: 옷, 신발 등은 유해폐기물이 되므로 방에서 나가기 전에 처리하고 몸의 오염물질을 제거해야 한다.

백신

존재하지 않음

식수 위험

생물학적 물질에 대한 설명: 식수 위험

개요

수인성질병은 조리하면서 오염된 물을 사용하거나 오염된 식수를 섭취하여 생긴다. 물을 오염시킬 수 있는 물질들이 있다. 식품매개체 질병처럼 미생물과 독소가 위장관을 통해 들어오므로 처음으로 나타나는 증상은 오심과 구토, 경련성 복통, 설사이다. 가장 중요한 두 가지 수인성질병으로 콜레라와 크립토스포르디움(cryptosporidium)이 있다. 두 가지 질병은 몇 주 동안 지속될 수 있지만, 콜레라는 더 심각하며 즉각적인 치료를 필요로 한다.

무기화

물 공급원 오염

잠복기, 발병, 사망률

콜레라

- 잠복기: 4시간~5일
- 시작: 갑작스러움
- 사망률: 충분한 수분이 보충되지 않으면 사망률이 높다.

크립토스포르디움

- 잠복기: 5~6일
- 시작: 2~10일
- 사망률: 드묾

전염/격리

- 오염된 물을 마시거나 오염된 물을 사용하여 조리할 경우 생긴다.
- 콜레라의 경우 격리가 필요하다.
- 콜레라는 연방정부의 통제를 받는 검역전염병이다.

환자사정/식별

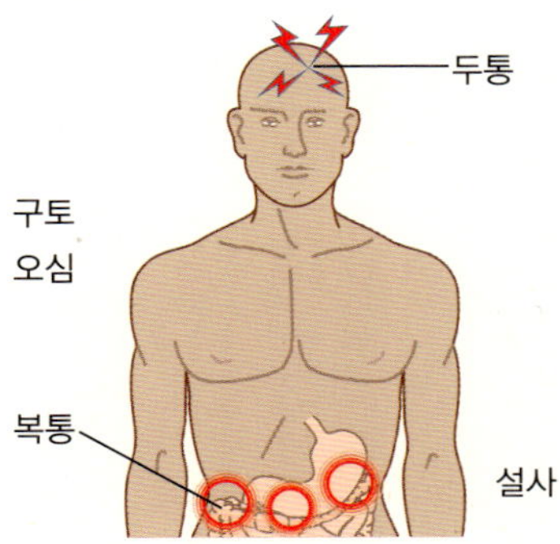

콜레라: 증상은 가벼울 수 있지만 무증상으로 심각하게 진행되는 경우도 자주 있다. 증상은 경련성 복통과 극성 회–갈색 설사, 구토, 권태, 두통이 있다. 열은 자주 나타나지 않는다. 시간당 1L의 수분이 빠져나갈 수 있으며 설사로 인한 탈수는 순환 허탈과 쇼크를 일으킬 수 있다. 치료가 동반되지 않으면 증상은 1일에서 7일 동안 지속되며 사망률은 50%로 늘어난다.

임상 진단검사

- 대변배양검사

- 위상차 또는 암시야 현미경 관찰

환자관리

- 환자에게 즉시 수분을 보충해야 한다.
- 콜레라의 경우 치료가 없으면 빠른 탈수로 인한 쇼크와 사망에 이를 수 있다.

치료

- 구강과 정맥으로 수액과 균형을 맞춘 포도당과 전해질 용액 주입: 포도당-전해질 용액은 물 1L, 포도당 20g, 염화나트륨(NaCl) 3.5g, 탄산수소나트륨 2.5g, 그리고 염화칼륨(KCl) 1.5g을 포함해야 한다.
- 시프로플록사신 10~15mg/kg(1g까지)을 한 번의 용량으로 구강으로 투여하거나 500mg을 하루에 2회 3일동안 경구로 투여한다.
- 독시사이클린 300mg을 한 번의 용량으로 구강으로 투여하거나 100mg을 하루에 2회 3일 동안 경구로 투여한다.
- 테트라사이클린에 저항이 있을 경우:
  - 트리메토프림/설파메톡사졸
  - 에리트로마이신
  - 클로람페니콜

개인 안전위험

위험성 낮음

지침

표준주의 지침 중요: 콜레라의 경우 적절하게 대변을 처분하고 손을 자주 씻으며, 식품과 물 공급원을 깨끗이 하는 것이 중요하다. 콜레라균이 대변과 같이 나오는 것은 감염 이후 1~2주 동안 지속된다.

가족 안전/귀가

위험성 낮음

백신

존재하지 않음

CHAPTER 7

방사선 재난과 핵 재난

Radiological and Nuclear Disasters

주요 정보

- 주 정부의 방사선 통제 프로그램 지시사항을 확인한다.
- 방사선 노출 유형을 결정하기 위해 기관의 방사선 안전 요원이나 방사선 의사와 상담을 한다.
- 희귀한 자원을 할당하는 분류 지침을 마련하는 것은 중요하다.
- 더 많은 정보를 얻기 위해서는 다음 기관과 접촉하면 된다.
  - 방사선 응급지원센터
  - 군대 방사선 연구소
  - 질병관리본부

개요

방사선은 우리 주변에 있는 한 종류의 에너지다. 자연적으로 태양, 토양, 바위, 그리고 인공적으로 만들어진 TV, 전자레인지, 의학적으로 쓰이는 X-ray가 있다. 방사선은 시각, 후각, 청각, 혹은 다른 감각으로 느낄 수 없다. 방사선 물질 중 특정한 방사선은 인체의 세포에 폐해를 일으키기 때문에 위험하다. 그러므로 사람이 방사선에 오래 노출될수록 위험성은 커진다. 그러나 노출이 되었다고 해서 무조건 오염되는 것은 아니다. 그리고 방사선 물질에 오염된 사람은 방사선이 없을 수도 있다.

방사선 노출 측정

사람이 방사선에 노출이 되었을 경우 에너지는 인체에 저장된다. 인체 조직의 중량 단위당 저장된 에너지는 흡수선량이라고 부른다. 흡수선량은 radiation absorbed dose(rad) 혹은 Gray(Gy)를 사용하여 측정된다. 하나의 Gy는 100 rad와 같다.

방사선 노출을 최소화하는 세 가지 방법

- 거리: 방사선의 근원과의 거리가 멀수록 더 적은 양의 방사선을 받는다.
- 차폐: 방사선의 근원과 사람 사이의 물체가 무겁고 빽빽할수록 더 적은

양의 방사선을 받는다. 집에 있는 벽은 비상사태가 생길 경우 충분한 차폐가 될 것이다.

- 시간: 방사선의 출처 근처에서 소모하는 시간을 제한하면 받는 방사선의 양을 줄일 수 있다. 방사선은 상당히 빠르게 힘을 잃는다.

중증도 분류 구역 설립

- 폭발로부터 안전거리를 확보해야 한다
- 중증도 분류 구역을 선택할 때는 예상된 사상자의 수를 고려해야 한다.
- 완충지대는 오염된 구역과 오염되지 않은 구역을 분리해야 한다.
- 구역에 불이나 노출된 고전압선, 날카롭거나 떨어지는 물질, 미끄러움, 혹은 다른 유해물질같이 물리적 피해를 일으킬 수 있는 것이 있는지 살펴봐야 한다.
- 방사선측정기는 비닐봉투에 보관하여 오염을 막고 가장 높은 선량률이 있는 지역을 찾아내야 한다.
- 현장을 떠나기 전에 세차를 해야 한다.
- 현장을 떠나기 전에 의류를 벗고 폐기하고 미지근한 물로 몸의 오염을 제거한 후, 복사계를 사용해 몸의 방사선을 측정한다.

현장에서 자신을 보호하는 방법

- 고효율 미립자공기(HEPA) 필터가 장착된 마스크를 착용해야 한다(만약 마스크가 없을 경우 수술마스크, 젖은 손수건, 혹은 천을 이용하여 사용할 수 있다).
- 몸에 붙지 않는 옷을 입음으로써 방사선 먼지가 피부와 상처에 접촉하지 않도록 하며, 몸을 최대한 가려야 한다.
- 방사선 연기나 먼지와 접촉했을 가능성이 있을 경우 무엇을 마시거나, 먹거나, 흡연을 금해야 한다.
- 규칙적인 간격으로 복사계를 사용하여 손과 옷을 측량한다.
- 열변형은 부주의와 비능률을 일으키므로 조심해야 한다.
- 방사선 물체는 집게를 사용하여 다루어야 하며 납으로 된 용기에 저장되어야 한다.

- 추후 올바른 의료진단을 위하여 노출된 직원들의 연락처를 저장하는 것은 중요하다.
- 임신 중인 직원은 다른 구역으로 재배치되어야 한다.

환자관리/오염제거 원칙

- 방사선 오염을 제거하기 전에 생명을 위협하는(비 방사선) 부상을 먼저 치료해야 한다.
- 모든 환자들은 복사계를 통해 규칙적인 간격으로 측정되어야 하며, 부위와 접촉의 심각성이 기록되어야 한다.
- 전구증상의 시간대를 기록한다(오심, 구토).
- 림프구 감소가 있는지 알아보기 위해 혈액검사를 매 4~6시간마다 실행한다.
- 옷이 얼굴에 닿지 않게 자르고 마른 다음 유해폐기물 지침에 따라 비닐에 보관한 다음 환자 정보를 표시한다.
- 상처는 물이나 식염수로 씻어낸 후 방수 붕대로 감싸야 한다.
- 눈, 코, 귀, 입의 오염은 씻어내야 한다.
- 온전한 피부는 물과 비누로 세척해야 하며, 먼저 오염된 바깥부분부터 시작하여 안쪽으로 이동하여 세척한다.
- 세척은 부위의 방사 준위가 바탕 준위의 두 배 이하이거나 준위가 변하지 않을 때까지 반복되어야 한다.
- 대량사상자 사고가 발생할 경우에는 이동환자와 비이동환자를 나누고 샤워실을 따로 갖추도록 한다.

방사선 사고와 핵 사고가 건강에 미치는 영향

개요

핵 장치나 방사선 물질의 폭발은 노출된 사람에게 충격적인 건강상태의 결과를 야기할 수 있다. 부상과 상태의 심각성은 노출 거리와 노출 시간의 길이, 물질의 재료 구성물 등 여러 가지 요소에 달려 있다. 이 장에서는 급성 방사선 증후군, 방사선 피부 부상, 방사선 오염폭탄("더러운 폭발")으로 인한 부상, 핵폭발 피해 등이 건강에 미치는 영향을 살펴볼 것이다.

의료대책

노출된 화학 조성물에 따라 방사선과 핵 사고를 다루는 세 가지 대책이 있다.

- 아이오딘화 칼슘(Potassium Iodide)
- 디에틸렌트리아민펜타아세테이트(Diethylenetriaminepentaactate)
- 프루시안 블루(Prussian blue)

아이오딘화 칼슘

아이오딘화 칼슘(Potassium Iodide, KI)은 요오드의 염류이다. 이것은 핵 사고에서 갑상선이 방사선 요오드를 흡수하는 것을 막아주는 차단제로도 쓰일 수 있다. 핵사고가 일어날 경우 관련자들은 아이오딘화 칼슘 복용을 권유하기 전에 방사선 물질이 폭발물에서 나온 것인지 확인해야 한다. 다음은 아이오딘화 칼슘을 사용할 때 주의해야 할 내용이다.

- 아이오딘화 칼슘은 방사선 요오드가 존재할 때만 효과가 있다.
- 아이오딘화 칼슘은 노출된 후 즉시 사용해야 한다.
- 보통 아이오딘화 칼슘은 한번만 투약하게 된다. 예외적으로는 만약 사람이 24시간 이상 방사선 요오드에 노출이 되었다면 매 24시간마다 추가로 복용해야 한다.
- 아이오딘화 칼슘은 노출 후 3~4시간 이후에도 효과가 있을 수 있지만 시간이 지날수록 보호능력이 감소된다(표 7-1).
- KI는 갑상선을 제외한 다른 부위는 보호하지 않는다.
- 아이오딘화 칼슘 투약에 더 자세한 정보가 필요하다면 개인의 건강에 미치는 영향에 대하여 상담을 받아야 한다.

만약 이러한 질환이 있을 경우, 아이오딘화 칼슘을 복용하면 안 된다.

- 갑상선 질병의 병력
- 요오드 알러지
- 포진성피부염이나 두드러기 혈관염 같은 피부질환

표 7-1 아이오딘화 칼슘 효과 타임 스케줄

효과 높음	효과 떨어짐	<7% 효과
0~4시간	5~24시간	>24시간

디에틸렌트리아민펜타아세테이트

디에틸렌트리아민펜타아세테이트(Diethylenetriaminepentaacetate, DTPA)는 plutonium, americium, curium으로 인한 체내 오염을 치료하기 위한 칼슘 혹은 아연 염류이다. 이것은 방사선 물질과 연결되어 소변으로의 배출을 가속시킨다. 따라서 체내 오염 첫 24시간에 복용되는 것이 가장 효과적이다. 디에틸렌트리아민펜타아세테이트는 노출 후 며칠이나 몇 주가 지나도 효과적으로 복용될 수 있다.

프루시안블루

프루시안블루(Prurrian blue; radiogardase)는 방사선 세슘과 비방사선 탈륨으로 인해 신체가 오염된 사람들을 치료할 때 쓰인다. 프루시안블루는 내장에 있는 방사선 물질들을 억제하고 몸에 흡수되는 것을 막는다. 사람의 신체가 오염되었을 때 언제든지 주어도 괜찮다.

급성방사선증후군

개요

급성방사선증후군(Acute Radiation Syndrome, ARS)은 몸 전체에 방사선을 쬐거나 대량의 방사선을 짧은 시간 동안 쬐면 생기는 급성 질환이다. 이 증후군이 나타나는 이유는 특정한 조직의 미성숙한 줄기세포가 고갈되었기 때문이다. 급성방사선증후군을 겪은 사람들의 예로는 히로시마와 나가사키 핵폭탄 생존자들과 1986년 체르노빌 핵발전소 사고 시 최초의 구조자였던 소방관들이다. 급성방사선증후군은 Gy(혹은 rad)로 측정되는 방사선 양에 따라 골수, 위장, 심혈관/중추신경의 세 가지로 분류된다(표 7-2).

노출

- 핵폭탄
- 핵 발전소 사고
- 방사선 조사 장치로 인한 비의도적 노출

골수 증후군(용량: 0.7~10Gy)

대부분의 경우 완전한 회복이 이루어진다.

표 7-2 구토의 시작 시간과 관련된 외부방사선량을 예측

구토한 시간	예측 용량	급성방사선증후군의 등급
10분 이내	>8Gy	치명적
10~30분	6~8Gy	매우 심함
1시간 이내	4~6Gy	심함
1~2시간	2~4Gy	중간
2시간 이후	<2Gy	가벼움

사망은 1.2Gy(120rad) 이상부터 일어날 수 있다.

LD50/60(그 용량에 노출된 사람의 50~60%가 사망에 이름)은 2.5~5 Gy(250~500rad)에 해당한다(표 7-3).

위장 증후군(용량: >10Gy)

살아남는 것은 매우 드물며, 2주 안에 사망하게 된다.

사망은 염증, 탈수, 전해질 불균형 때문이다(표 7-4).

심혈관/중추신경계

회복할 수 없으며, 3일 안에 사망한다(표 7-5).

치료

- ARS의 종류에 따라 감염을 막는 것을 초점에 두고 징후에 관한 치료를 해야 한다.
- 노출 후 첫 8시간 동안에는 2~3시간마다 혈액검사(CBC)를 하고, 다음 48시간 동안에는 4~6시간 동안 한번씩 혈액검사를 한다.
- 림프구의 수치를 자세히 모니터해야 한다.

개인 안전위험

낮음, ARS가 전염이 되지 않기 때문이다.

지침

표준주의 지침

가족 안전/귀가

위험성 낮음: 신발을 포함한 의류를 바꾸고 방사선 먼지를 제거하기 위해 집에 가기 전 샤워를 한다.

표 7-3 골수 증후군

전구기	잠재기	질병기
몇 분에서 며칠	1~6주	몇 주에서 2년
식욕부진	환자는 좋아 보이거나 괜찮을 수도 있다.	식욕부진
오심		열
구토		불편함

표 7-4 위장 증후군

전구기	잠재기	질병기
2일	<1주	<1주
식욕부진	환자는 좋아 보이거나 괜찮아질 수 있다.	식욕부진
극성 오심		열
구토		불편함
경련		극성 설사
설사		탈수
		전해질 불균형

표 7-5 심혈관/중추신경계 급성방사선증후군

전구기	잠재기	질병기
몇 분에서 몇 시간 사이	몇 시간	<3일
긴장	환자는 부분적으로 활동이 가능해질 수 있다.	물설사
혼란		경련
의식상실		혼수
극성 오심		
구토		
물설사		
피부 작열감		

방사선 피부 부상

개요

방사선 피부 부상(Cutaneous Radiation Injury, CRI)은 높은 방사선량에 급성 노출로 인한 피부와 피부 밑에 있는 조직들의 부상을 말한다. 급성방사선증후군은 어느 정도의 피부 손상이 함께 동반될 것이다. 그러나 방사선 피부 부상은 급성방사선증후군의 증세가 나타나지 않아도 생길 수 있다. 이러한 현상은 핵 방사나 저에너지 X-ray는 스며들기 더 어렵고 감마선보다 내부 장기에 해를 덜 미치기 때문에 급성으로 핵 방사나 저에너지 X-ray에 노출될 때 생긴다. 방사선 피부 부상은 2Gray(Gy) 혹은 200rad 정도의 낮은 양으로부터 생길 수 있으며 방사선 피부 부상 증상의 심각성은 양이 높아질수록 높아진다.

노출

- 식품조사 장치로부터 보호되지 않은 방사선소스
- 방사선치료 장비
- 우물 측심기
- 형광투시법으로 인한 x-방사선 과다노출

등급 I (용량: >2 Gy)

완전한 회복은 28~40일 사이, 노출 후 3~6개월에 이루어진다(표 7-6).

약간의 피부 위축이 일어날 수 있다.

노출 후 몇십 년이 지나면 피부암이 일어날 수 있다.

등급 II (용량: >15 Gy)

회복은 부상의 심각성과 추가되는 홍반에 따라 달라진다.

피부 위축과 잦은 궤양 재발이 일어날 수 있다.

모세혈관확장증이 있을 수 있다(표 7-7).

노출된 지 몇 십년 후 피부암이 걸릴 수 있다.

등급 III (용량: >40 Gy)

치료하기 매우 어려우며 완전 회복하려면 궤양이 있어서 몇 개월에서 몇 년이 소요될 수 있다.

표 7-6 등급 I 방사선 피부 부상

전구기	잠재기	질병기	홍반
몇 분에서 며칠	2~5주	20~30일	몇 주에서 몇 개월
분명하지 않음	분명하지 않음	피부에 붉은 반점	분명하지 않음
		작은 부종	
		피부 색소 증가가 있을 수 있음	
		건성 탈락	

표 7-7 등급 II 방사선 피부 부상

전구기	잠재기	질병기	홍반
1~2일	<2주	8주	몇 개월에서 몇 년
즉시적 열감을 느낌	분명하지 않음	피부에 붉은 반점	혈관 부상
		작은 부종	부종
		피부 색소 증가가 있을 수 있음	새로운 궤양
		열	더해지는 고통
		물집	괴사 가능
		피부 부식	
		궤양	
		극성 통증	

피부 위축, 탈색, 잦은 궤양 재발, 기형이 일어날 수 있다.

작은 혈관 폐색과 혈액부족, 림프계 파멸, 부분 림프울체, 결합조직의 섬유증과 경화증 증가가 나타난다.

모세혈관확장증이 있을 수 있다.

노출된지 몇십 년 후 피부암이 걸릴 수 있다.

등급 IV (용량: >550 Gy)

부상이 심각한 부분을 절단하고 피부의식을 받는다면 회복될 수 있다.

수년 동안 성형수술을 받을 수 있다.

노출된 지 몇십 년 후 피부암이 걸릴 수 있다(표 7-8).

표 7-8 등급 IV 방사선 피부 부상

전구기	잠재기	질병기	홍반
몇 분에서 몇 시간	<4일	몇 주	N/A
부종을 동반한 즉각적인 통증 혹은 아린감	분명하지 않음	초기허혈기(조직은 흰색으로 변하고 다음으로 군청색이나 검은색을 띄면서 큰 고통을 준다) 노출 후 2주 내 괴사조직이 생김 잠정적인 통증 물집	노출된 부위의 괴사 때문에 홍반은 나타나지 않음

치료

- 통증과 감염 관리에 초점을 두고 증상에 따라 국한된 부상을 치료한다.
- 부상 후 48시간 이내 상처는 폐쇄되어야 하고, 화상부위는 덮어져야 하며, 골절은 줄어야 하고, 외과적 상태는 안정화에 접어들고, 마무리 치료가 제공되어야 한다.
- 48시간이 지난 후, 조혈의 회복이 이루어진 후 외과 수술이 진행되어야 한다.

개인 안전위험

위험성 낮음: 방사선 피부 부상은 전염되지 않는다.

지침

표준주의 지침

가족 안전/귀가

위험성 낮음: 신발을 포함한 의류를 바꾸고 방사선 먼지를 제거하기 위해 귀가하기 전 샤워를 한다.

방사선 오염폭탄(더러운 폭발) 사고

개요

"더러운 폭발(dirty bomb)"은 방사선 가루가 섞인 다이너마이트 같은 폭발혼합물이다. 다이너마이트나 다른 폭발물들이 폭발하면 그 폭발은 주변에 방사선물질을 실어 나른다. 더러운 폭발은 피해자들을 오염시키기 위해 다이너마이트나 다른 폭발물을 사용하여 방사선 먼지나 연기를 통해 퍼트리므로 핵폭탄과는 다르다. 반면, 핵폭탄은 원자를 쪼개서 대량의 에너지를 방출하여 버섯구름을 만든다.

환자사정/식별

방사선 노출 레벨 낮음: 증상 없음
방사선 노출 레벨 높음:
　위장: 오심, 구토, 설사
　피부: 부종, 발적

임상 진단검사

- 가이거-뮐러 계수관(Geiger-Müller detector)을 사용하여 환자의 노출량을 측정한다.
- 알파미터(Alphameter)로 환자의 치명적 응급상황이 확인되지 않았는지 조사한다.

환자관리

- 환자에게 먼지를 들이키지 않기 위해 입과 코에 천으로 가리라고 한다.
- 환자에게 옷을 벗고 비닐봉투에 보관하라고 알려준다.
- 환자가 비누와 물로 샤워할 수 있게 하고, 머리를 감게 한다.
- 열린 상처를 소독하고 덮는다.

치료

- 오심억제약과 진통제는 증상을 완화할 수 있다.
- 항생제는 2차 감염을 방지할 수 있다.
- 수혈이 필요할 수 있다.

개인 안전위험

방사선 낙진에 따라 위험이 높을 수 있다.

지침

표준주의 지침

가족 안전/귀가

위험성 낮음: 신발을 포함한 의류를 갈아입고 방사선 먼지를 제거하기 위해 집에 가기 전 샤워를 한다.

예방법

KI를 투여하기 전에 폭발물이 방사선 요오드를 사용하였는지 가장 먼저 조사되어야 한다. 더러운 폭발은 일반적으로 방사선 요오드가 있지 않으므로 KI 알약은 소용이 없을 것이다.

핵폭발 피해

개요

핵폭발은 핵폭탄으로 인해 일어난 폭발로 원자의 분할이나 결합을 이용한다. 이 과정은 강렬한 열파를 일으키며, 빛과 기압, 방사파를 일으킨다. 핵폭탄의 폭발이 일어날 경우 큰 불덩이가 생기며 안에 있는 모든 것을 증발시킨다. 불덩이가 일어난 후에 버섯구름이 만들어진다.

버섯구름으로 증발된 물체들은 핵폭탄에서 나온 방사선 물질과 섞여 입자를 만드는데 시간이 지나면 땅으로 다시 떨어진다. 이것을 방사선 낙진이라 부른다. 방사선 낙진은 바람을 통해 먼 거리까지 전달될 수 있으며 방사선이므로 음식과 물 공급원을 포함하여 접촉되는 모든 것을 오염시킨다.

제2차 세계대전이 끝날 즈음 일본 히로시마와 나가사키에 떨어진 폭탄은 핵폭발의 예시이다.

노출

- 핵폭탄
- 핵발전소 피해

환자사정/식별

- 피부: 중간 정도에서부터 심각한 정도의 피부 화상
- 눈: 일시적인 맹목에서부터 망막이 타버리는 눈의 손상
- 위장: 방사선 숙취(radiation sickness)

임상 진단검사

- 림프구 감소와 노출량을 측정하기 위해 노출 후 8~12시간 사이에 혈액검사를 해야 한다.
- 염색체 이상 세포유전학 정량을 실행하여 노출량을 확인한다.

환자관리와 치료

- 기도와 호흡, 순환(ABC)을 확보하고, 신체를 모니터해야 한다(혈압, 혈액가스, 전해질, 요배설량).
- 깨끗한 환경에서 지지적 치료를 제공해야 한다.
- 중증외상, 화상, 호흡기 부상이 보이면 치료한다.

개인 안전위험

위험성: 방사선 낙진에 따라서 높을 수 있다.

지침

표준주의 지침

가족 안전/귀가

위험성 낮음: 신발을 포함한 의류를 바꾸고 방사선 먼지를 제거하기 위해 귀가하기 전 샤워를 한다.

CHAPTER 8

폭발물/대량사상자 사고

Explosives/Mass Casualty Events

주요 정보

- 피해자의 생명을 가능한 많이 구하는 것이 급선무이다.
- 피해자의 생명을 구하는 것을 극대화하는 방향으로 공급품을 할당한다.
- 중증 분류를 역으로 기대해 본다. 피해 정도가 덜 심각한 환자들이 먼저 도착할 것이다.
- 가장 심각하게 피해를 본 환자들이 치료를 받는 것을 확인하고 공급품을 할당한다.
- 부상이 크게 오염이 될 수 있으며, 일차적인 폐쇄를 지연할 것을 고려하고 파상풍을 사정한다. 상처의 추후 폐쇄, 두뇌 부상, 눈과 귀 부상, 스트레스 관련 불평들을 확인한다.
- 의사소통과 가르침은 이명과 갑작스러운 일시적 혹은 영구적 청각 손상 때문에 서면으로 제공될 필요가 있다.

개요

숫자적으로 100에서 1000에 이르는 대량사상자 사고(mass casualty events, MCE)에 대한 정의는 여러 가지가 있다. 부상자나 환자들이 응급부서에 갑자기 밀려옴으로써 병원의 자원이 부족하게 될 경우 대량사상자 사고로 여겨져야 한다. 대량사상자 사고는 통신망을 방해하며, 환자와 장비의 이동을 지연시키고, 사고의 여파를 다루는데 개인적 · 경제적 능력을 압박한다. 대량사상자 사고는 장애처럼 직접적으로 건강에 좋지 않은 영향을 줄 수 있으며, 간접적으로 약물남용이나 정신적 트라우마를 남길 수 있다.

간호사의 역할

- 간호요구도와 상황에 따른 신속한 사정을 한다.
- 재난 중증 분류를 제공하고 구조 방안을 개시한다.
- 생존자의 수를 최대화시킬 수 있도록 노력한다.
- 생존자의 수를 최대화시킬 수 있도록 공급량을 배분하는 능력을 발휘한다.
- 필요한 간호와 불필요한 간호를 선택할 수 있어야 한다.
- 긴급상황과 재난에 따라 필요한 간호기술을 적용한다.
- 주변환경을 평가하는 능력과 유해한 것을 완화하거나 제거할 수 있어야 한다.

- 추가적인 질병과 부상을 방지해야 한다.
- 위기의 상황에서 환자를 선별하고 치료와 이동을 조직화하는 리더십을 발휘한다.
- 보조 의료 인력과 봉사원을 교육하고 지휘, 활용한다.
- 제공자 부족에 적응하고 여러 가지 역할을 수행할 수 있는 능력이 있어야 한다.
- 모든 피해자와 가족을 위한 이해와 동정심, 감정적 지지를 제공한다.
- 최선을 다한 환자 기록을 제공한다.

폭발 부상

폭발은 전투가 일어나지 않는 곳에서는 드물지만 고유한 부상의 유형을 만든다. 폭발이 일어나면 전신성 치명적 부상이 동시다발로 여러 사람에게 나타날 수 있다. 부상 유형은 폭발물의 구성과 양, 주변환경, 사용방법, 폭발로부터 피해자의 거리, 사이에 있는 방어장벽, 환경위해성에 따라 다르다.

폭발물 분류

표 8-1은 폭발물 분류에 대한 설명과 예를 들고 있다.

표 8-1 폭발물 분류

폭발물	설명	예
고 폭탄(HE)	귀창이 터질 것 같은 초음속 과압 충격파를 일으킨다. 제조된(군) 폭탄들은 고 폭탄들이다. 사제 폭발물도 포함될 수 있다. 테러리스트는 고 폭탄이나 고 폭탄에 저 폭탄을 추가하여 폭탄을 만들 수 있다.	티엔티(TNT) C-4 셈텍스(Semtex) 니트로글리세린(Nitroglycerin) 다이너마이트 안포폭약(ANFO)
저 폭탄(LE)	저주파 폭발을 일으키며 고 폭탄의 과압충격파가 없다. 사제 폭발물도 포함될 수 있다. 테러리스트는 고 폭탄이나 고 폭탄에 저 폭탄을 추가하여 폭탄을 만들 수 있다.	파이프 폭탄 화약 순수 석유기반 폭탄

폭발 부상의 기전

표 8-2는 부상을 입은 신체 일부분과 피해 유형을 포함한 분류이다.

간호

- 심각한 출혈, 머리 부상, 파편 관통 부상, 골절, 연기/먼지/입자 흡입을 치료할 준비가 되어야 한다.
- 폭발 후 치료할 시간 스케줄을 따르겠지만 피해를 입은 사람의 수에 따라 다르다.
- 공중보건기반시설 실패, 보건의료시설 실패, 보건의료시설 과잉, 보건의

표 8-2 폭발 부상의 범주

범주	부상 부위	부상 유형
1차 고 폭탄 체표면과 과압충격파의 접촉으로 인한 결과	기체가 있는 기구들이 가장 피해가 많다. • 폐 • 위장관 • 중이	• 폐 손상 • 고막 파열과 중이 피해 • 복부 출혈과 천공 • 눈 파열 • 뇌진탕(아무런 징후가 없는 외상성 뇌손상)
2차 날아다니는 잔해와 폭탄의 파편으로 인한 결과	몸의 모든 부위에 영향을 받을 수 있음	• 관통되는 탄도(조각) 혹은 둔기성 손상 • 안구 관통상
3차 폭발에 의해 날아가서 부딪힌 결과	몸의 모든 부위에 영향을 받을 수 있음	• 골절과 외상성 절단 • 머리폐쇄부상과 머리 개방성 두부 손상
4차 다른 폭발 부상 악화나 이미 있었던 현 상태가 악화되는 것도 포함	몸의 모든 부위에 영향을 받을 수 있음	• 화상 • 좌상 • 머리폐쇄부상과 머리 개방성 두부 손상 • 천식, 만성폐쇄성폐질환(COPD), 혹은 먼지, 연기, 독가스로 인한 다른 호흡곤란 • 협심증 • 저혈당증 • 고혈압

료시설 피해, 운송시설 실패, 운송시설 피해, 공익사업 중단, 안전하지 않은 환경, 식품오염, 물오염, 직원부족 등을 포함한 잠재적 붕괴가 일어날 수 있다.

- 보호장비가 있든 없든 자신과 가족의 위험성은 중간(medium)이다.
- 개인 안전 지침: 현장 내에서는 호흡마스크와 눈 보호구, 헬멧을 쓰고, 현장 밖에서는 표준주의를 지킨다.
- 치안, 공중보건 관계자와 의사소통을 한다.
- 즉각적 건강 우선순위: 구출과 생명유지, 트라우마 부상자 분류, 생명을 위협하거나 극심한 부상은 병원 혹은 외상치료 전문센터로 보낸다.
- 긴급 건강 우선순위: 척추 부동화, 상처 드레싱, IV 용액
- 탐색과 구출 우선순위: 붕괴된 건물이나 잔해물에 갇힌 피해자

가장 흔한 상태와 부상

표 8-3은 신체 계통에 따라 폭발물 관련 사고와 대량사상자 사고의 가장 흔한 상태와 부상을 제시한다.

표 8-3 가장 흔한 상태와 부상

계통	부상이나 상태
청각	고막 파열, 소골 붕괴, 달팽이관 손상, 이물질
눈, 안구, 얼굴	안구 관통, 이물질, 공기 색전증, 골절
호흡	폐 손상, 혈흉증, 기흉, 폐 좌상과 출혈, 동정맥루, 기도 상피 손상, 흡인 간질성 폐렴, 패혈증
소화	장천공, 출혈, 간 혹은 비장 파열, 패혈증, 공기색전증에 의한 장간막 허혈
순환	심장 타박상, 공기 색전증에 의한 심근경색, 쇼크, 혈관미주신경 저혈압, 말초 혈관 손상, 공기 색전증에 의한 부상
중추신경 부상	뇌진탕, 머리폐쇄부상과 머리 개방성 두부 손상, 뇌졸중, 척추부상, 공기 색전증에 의한 부상
신장 부상	신장 타박상, 열상, 횡문근변성으로 인한 급성신부전, 저혈압, 저혈량증
사지 부상	손상성 절단, 골절, 좌상, 구획증후군, 화상, 자상, 열상, 급성동맥폐색증, 공기 색전증에 의한 부상

PART 4

재난현장에서 우선순위관리

PRIORITIES IN DISASTER SITE MANAGEMENT

CHAPTER 9

개인보호장비

Personal Protective Equipment

주요 정보

- 개인보호장비를 적절하게 사용하도록 도와줄 조직 내 책임자를 파악한다.
- 개인보호장비를 사용할 재난 수준을 이해하고, 각 재난 수준 중 개인보호장비를 어떤 수준에서 사용해야 하는가를 이해한다.
- 조직 내 개인보호장비 보관소를 파악한다.
- 개인보호장비를 적절히 걸치고, 조절하고, 입고, 벗고, 버리는 방법을 이해한다.
- 개인보호장비 관리 방법을 이해한다.
- 개인보호장비가 외상으로부터 보호하는 데 한계가 있음을 이해한다.

개요

화학, 생물 또는 방사선 재난 중 간호사는 유해하고 잠정적으로 치명적인 물질에 노출될 위험이 있다. 간호사와 기타 의료인들을 이차 오염과 유해물질에 노출되지 않도록 하는 것이 우선순위이다.

유해물질에 노출되었거나 잠정적으로 노출된 환자를 치료할 때, 직업안전과 보건행정의(Occupational Safety and Health Administration, OSAH) 개인보호장비 가이드라인을 준수해야 한다. 규정에는 다양한 응급상황에 따라 착용해야 하는 개인보호장비 유형을 설명하여 놓았다. 개인보호장비는 4가지 유형이 있고 각 장비는 보호 수준이 다르다. 이를 직업안전과 보건행정의에서는 A, B, C, D등급으로 나눈다.

간호사가 착용해야 할 개인보호장비의 보호 수준은 노출된 약품과 오염물질에 노출 위험성, 재난기간 동안 간호사의 맡은 역할 등에 따라 달라진다.

개인보호장비를 위한 주요 고려사항

개인보호장비 착용 시, 착용하는 환경과 재난 상황에서 필요한 개인보호장비의 보호 수준, 개인보호장비 착용 시간 길이에 따라 다양한 문제가 나타날 수 있다.

- 극심한 열
- 환기불량
- 고글과 머리 장비로 인한 주변 시야의 제한
- 협소공포증
- 무거운 장비

주의사항

- 개인보호장비가 잘 맞지 않으면 효과가 없다.
- 폭발 또는 인화성 환경에서는 호흡기 사용을 금지한다.
- 열이나 불꽃에서부터 원거리에 배터리/배터리 팩을 둔다.

보호 수준

직업안전과 보건행정의의 화학물질에 대한 4단계 보호 수준이 있다. A, B, C, D는 표 9-1에 있다.

개인보호장비 부착과 착용 조정

올바른 부착, 탈착과 조정 방법을 이해하는 것이 중요하다. 공중보건 사건 또는 재난 시, 간호사로서의 역할을 수행하기 위해 개인보호장비를 착용해야 한다면 조직이 추천한 사항들을 바탕으로 적절한 방법을 파악하고 이해해야만 한다.

보호 유형

재난에 대처하는 간호사의 폐와 눈, 얼굴, 머리, 발, 손을 보호하기 위해 다른 개인보호장비가 필요하다.

호흡기 보호

적절한 호흡기 보호는 안전한 작업환경을 유지하는 데 매우 중요한 구성요소이다. 외과 마스크는 화학적 노출을 전혀 보호할 수 없다. 그러므로 사용한 화학물질 유형에 따라 호흡기를 착용해야 한다. 호흡기는 두 가지 유형인 공기-정화와 공기 공급으로 나뉜다.

1. 공기 정화 호흡기는 공기 속에 통과하는 공기로부터 오염물질을 제거하는 필터가 장착되어 있다.
2. 공기 제공 호흡기는 외부환경과 별도로 호흡 부위에 공기를 공급하는 공기탱크를 사용한다. 자급식 호흡부속품과 양압 공기호흡기로 구별할 수 있다.

표 9-2에 각각 호흡기의 장단점이 나열되어 있다.

표 9-1 직업안전과 보건행정의의 화학물질에 대한 보호 A, B, C, D등급

보호 수준	기구	반드시 사용해야 할 때
	A	
보호 수준이 가장 높음: • 호흡기계 • 피부와 눈 • 액체가 튈 때 • 화학증기 및 가스	**추천사항** • 가압이 필요하며 얼굴을 가린 자급식 호흡부속 또는 가압이 필요하고 자급식 호흡부속 배기판이 있는 공기 조절 호흡기 • 완전히 캡슐에 쌓인 증기 보호 외투(소방협회 1991 기준 충족) • 내부 화학물질 방어 장갑 • 화학물질 저항 안전부츠/안전화 • 양방향 라디오 통화 **선택사항** • 서늘하게 유지 • 단단한 모자 • 외측 장갑과 부츠 커버 • 양방향 라디오 통화	**화학물질이 확인되었고 피부와 눈, 호흡기에 높은 수준의 보호가 필요하다.** • 측정된(또는 잠정적) 농도가 높은 공기 중 증기와 가스 혹은 고미립자가 있는 경우 • 피부에 매우 유해한 물질이 파악 혹은 의심되거나 피부 접촉이 가능한 경우 • 수술이 제한되고 환기가 열악한 곳에서 수행해야 하는 경우
	B	
보호 수준이 가장 높음: • 호흡기계 • 눈 **A보다 보호 수준이 약한 부분:** • 피부 • 액체가 튈 때 **전혀 보호하지 못함:** • 화학증기/가스	**추천사항** • 가압이 필요하며 얼굴을 가린 자급식 호흡부속 또는 가압이 필요하고 자급식 호흡부속 배기판이 있는 공기 조절 호흡기 • 액체 튀김을 보호하는 외투(소방협회 1992 기준 충족) • 내부 화학물질 방어 장갑 • 화학물질 저항 안전부츠/안전화 • 양방향 라디오 통화 **선택사항** • 서늘하게 유지 • 단단한 모자 • 외측 장갑과 부츠 커버 • 양방향 라디오 통화	**물질의 유형과 공기 농축이 확인되어 높은 수준의 호흡기 보호가 필요하나 피부 보호는 덜 필요하다.** • 생명이나 건강에 즉시 위험한 공기이나 피부에 심한 위험이 없는 특정물질의 농축이 있는 경우 • 공기 속에 19.5%보다 적은 량의 산소가 있는 경우 • 확인이 되지 않은 증기 또는 가스가 있음(피부에 높은 수준의 위험이 아님/피부에 흡수될 수 없음) • B 수준은 위험이 파악될 때까지 초기 위치 수준을 위해 최저 수준이 추천됨

표 9-1 직업안전과 보건행정의의 화학물질에 대한 보호 A, B, C, D등급(계속)

보호 수준	기구	반드시 사용해야 할 때
C		
B 수준과 같은 보호 수준: • 눈과 피부 **B 수준보다 낮은 보호:** • 호흡기 • 액체가 튈 때 **전혀 보호하지 못함:** • 화학증기/가스	**추천사항** • 얼굴 전체를 가리고, 공기정화통이 장착된 호흡기 • 서포트 기능 안전 외투(소방협회 1993 기준 충족) • 화학물질 방지 장갑과 안전부츠 • 단단한 모자 • 양방향 라디오 통화 **선택사항** • 얼굴 보호대 • 자급식 호흡부속 배기판	• 알려지지 않은 위험을 포함한 공기 • 작업기능이 화학물질의 튀김, 담금 또는 예상치 않은 흡인 또는 위험한 수준의 화학물질접촉 등이 제외된 경우 **주의:** 화학적인 응급대처를 위해 사용할 수 없음
D		
최소한 보호: • 피부와 눈 • 액체가 튈 때 **보호가 안 됨:** • 호흡기 • 화학적 증기/가스	**추천사항** • 몸 전체를 감쌈 • 안전부츠/신발 **선택사항** • 장갑 • 얼굴 보호대 • 자급식 호흡부속 배기판	• 알려지지 않은 위험한 것을 포함한 공기 • 작업기능이 화학물질의 튀김, 담금 또는 예상치 않은 흡인 또는 위험한 수준의 화학물질접촉 등이 제외된 경우 **주의:** 화학적인 응급대처를 위해 사용할 수 없음

표 9-2 호흡기 유형의 장단점

호흡기 유형	장점	단점
공기 정화 호흡기	• 활동력을 높임 • 무게가 자급식 호흡부속보다 가벼움; 무게<0.9kg	• 산소가 부족한 곳에서는 사용할 수 없음(<19.5% 해수면에서) • 보호 기간이 제한되어 있음. 즉, 실제 상황에서 안전한 작동시간을 계량하기 어려울 수 있음 • 특정한 농도의 화학물질만 보호함 • 오염물질 모니터를 해야 하고 일정 산소 수준에서만 사용가능함 • 적절한 특성에 대한 경고와 함께 가스나 증기오염물질에 맞지 않음 • 특정한 가스나 증기에 대한 서비스와 안전요인이 적용되거나 단위가 생명기준의 마지막 서비스(end-of-servce-life-indicator; ESLI)가 있다는 조건 하에 사용함
공기 제공 호흡기		
자급식 호흡부속	• 공기 감염원과 공기 부족에 대해 높은 수준의 보호를 함 • 힘들게 일하는 상황 하에서는 보호 수준이 높음	• 부피가 크고 무거움(15.8kg) • 한정된 공기 공급은 작업시간을 제한함 • 한정된 공간에서 움직임을 제한할 수 있음
양압 공기 공급 호흡기	• 자급식 호흡부속보다 작업시간이 길음 • 자급식 호흡부속보다 부피와 무게가 적음. 즉, 양압 공기 공급 호흡기기구 무게가 0.9kg보다 적은 경우(또는 만일 6.8kg이면 자급식 호흡부속 보호장비가 포함된 경우) • 대부분 공기 감염원으로부터 보호함	• 유해물질 노출 시 피해자가 사망하거나 영구적 건강에 장애를 일으킬 수 있는 환경이나 공기가 부족한(<19.5% 해수면에서) 환경에서 사용이 인증되지 않으며, 공기 줄에 실패하여 배출만 하는 자급식 호흡부속와 같이 응급출구가 장착되지 않은 경우에도 사용이 인증되지 않음 • 이동성의 장애 • 안전보건행정부와 작업안전과 보건기관 수료증에는 길이를 9km로 제한함 • 호스 길이가 길어지면서 얼굴로 정한 공기량을 공급할 수 없음 • 공기 줄이 손상이나 화학적 오염, 하락에 약하며 호스의 소독이 어려움 • 작업하는 사람은 근무지를 나오기 위해 오던 발자국을 따라 나가야 함 • 공기 공급 선을 감독하고 모니터해야 함

눈과 얼굴 보호

- 간호사는 날아오는 파편조각, 가스 또는 액체 등 위험물로부터 최대한 보호하는 얼굴가리개와 고글을 충분량 공급받아야 한다.
- 도수가 있는 안경을 착용하는 사람은 돗수 안경 위에 눈 보호기구를 착용하여 눈을 보호해야 한다.
- 콘택트 렌즈를 사용하는 사람은 액체튀기는 것 때문에 적절한 눈과 얼굴 보호대를 사용하여야 하고 화학물질이 있는 상황에서는 콘택트 렌즈 사용이 적절하지 않다.
- 항상 눈을 보호하는 안경, 고글과 같은 것은 최대한 보호를 하지 않기 때문에 이것 위에 얼굴가리개를 착용하여 눈을 보호한다.
- 간호사가 화학물질 또는 기타 부식성 물질에 노출된 경우, 미국 개인보호 국가 표준에 적절한 눈 세척 시설을 만들어야 한다.
- 간호사는 충분한 응급 눈 세척제를 가지고 있어야 하며, 타인과 본인을 위해 눈 세척을 할 수 있도록 준비되어야 한다.

머리 보호

낙하 물건으로 인한 외상으로부터 머리를 보호하기 위하여 적절한 머리 보호기구를 착용해야 한다.

발 보호

응급 작전과 관련된 신체외상을 예방하고 유독한 화학물질 또는 감염 물질에 노출을 예방하기 위하여 적절한 발 보호대를 착용해야만 한다. 안전한 발 보호대는 미국 개인보호 국가 표준 가이드라인을 준수해야 한다. 발 보호대는 충격으로부터 발을 보호하고 물건을 운반하면서 또는 다룰 때 반드시 착용해야 한다. 어떤 경우 발 보호대는 현재 있는 위험에 따라 미끄럼 방지 신발, 깔창 또는 기름 방지 신발 깔창 그리고 발가락 보호, 정강이와 강철 발가락 등을 갖춘 발 보호대를 착용한다.

손 보호

화학물질, 열상, 찰과상, 찔림, 화상 그리고 생물학 물질 또는 극한 온도로부터 간호사를 보호하기 위하여 적절한 장갑을 착용해야만 한다. 한 가지 유형의 장갑으로 있을 수 있는 모든 위험물로부터 손을 보호할 수 없다. 그러므로 간호사는 기능에 따라 위험물의 특성과 장갑을 착용하고 있는 시간, 간호사가 어떻게 장갑을 착용할 것인가에 따라 장갑을 선택해야 한다. 어떤 재난 사고 시, 여러 개의 장갑을 착용해야 할 경우도 있다.

장갑을 착용했다고 손을 안 씻어도 되는 것은 아니다. 마찬가지로 손을 씻었다고 장갑을 착용하지 않아도 되는 것은 아니다. 질병관리본부는 환자와 접촉 전 후에 장갑을 교환하듯이 알코올을 포함한 손 세척제로 닦아야 한다.

전파주의

생물테러 사건이 발생한 경우 표준간호주의를 보강하기 위하여 부가적인 방법이 필요할 수 있다. 사용한 물질에 따라 공기전염주의, 도말주의 또는 접촉주의가 필요하다.

공기전염주의

공기전파는 감염된 미생물 또는 먼지 분자가 장기간 공기 중에 머물러서 공기 흐름에 따라 전파되는 것이다. 환경적 요인에 따라 병 감수성이 높은 숙주가 같은 공간에 있는 분자를 흡인할 수 있고 공기 전염 원인 환자와 더 먼 곳에서 흡인할 수 있다.

특별한 공기 손질과 환기는 공기전염을 예방하는 데 필요하다.

표준주의 이외의 공기전염주의는 음압 병실에 환자를 입원시키는 것, 호흡 보호장비, N95호흡기 그리고 환자 이동 제한 등이 있다.

도말주의

도말은 기침, 재채기, 말하기 그리고 흡인과 기관지내시경과 같은 검사 동안 전파될 수 있다. 오염자의 결막, 비강 점막 또는 구강을 통하여 전파된다.

도말은 공기 속에 머무는 것이 아니어서 환기가 필요하지 않다.

공기전파와 도말전파를 혼돈하지 말아야 한다.

표준주의 이외에 도말주의는 1인실에 환자를 입원시키는 것을 포함한다. 특히 환자와 1m 거리 이내에 있을 때 마스크를 사용한다. 환자 이동을 제한한다.

접촉주의

접촉 전파는 비강 전염의 가장 빈번한 방법으로 다음과 같이 두 가지로 나눈다.

1. 직접접촉 전파. 목욕 또는 환자를 체위 변경할 때와 같이 몸과 몸이 접촉함으로 미생물이 전파된다.
2. 간접접촉 전파. 감수성이 높은 숙주가 오염된 물건을 만지거나(예: 기구, 주사바늘, 드레싱, 문고리 등) 씻지 않은 손과 환자와 환자 간에 교환하지 않은 장갑 낀 손을 통해 전파된다.

장갑은 접촉주의일 때 항상 사용한다.

가운은 몸과 몸 접촉이 있을 경우 또는 환자가 설사, 장루 또는 심한 상처분비물이 있을 때 반드시 착용한다.

환자 병실을 떠나기 전, 장갑과 가운을 벗고 손을 철저히 씻는다. 오염된 표면을 접촉하지 않아야 한다.

CHAPTER 10

중증도 분류

Triage

주요 정보

- 잠정적으로 오염된 환자를 중증도 분류할 때 독소에 자신을 노출되지 않게 하며 개인 보호장비를 착용하고 일해야 한다.
- 재난 상황에서 중증도 분류 방법과 당신이 근무하는 시설에서의 정의를 익숙하게 알고 있어야 하며, 일상 병원 중증도 분류 방법과 어떻게 다른지를 이해한다.
- 당신은 시설의 재난 현장 중증도 분류표의 모양을 확인하고 재난 현장에서 사용하는 색깔로 중증도에 대한 분류를 이해한다. 대부분 병원 도착 이전 중증도 분류 시 다음과 같은 색깔로 분류한다.
  - **빨강** = 심각함
  - **노랑** = 급함
  - **녹색** = 지연됨
  - **검정색** = 사망, 구제불가능으로 기대됨
- 노출되었으나 증상이 없는 환자들의 중증도 분류(예: 피해자의 가족구성원과 매체 등)를 어떻게 하는지 이해한다.

개요

중증도 분류는 어떤 환자를 먼저 처치할 것인지 우선 순위를 정하는 과정이며 훌륭한 재난관리의 토대가 된다. 어떤 재난이라도 중증도 분류가 가장 첫 번째 행동이며, 이때 내린 결정은 재난 당한 사람의 건강 결과에 유의한 영향을 미칠 것이다.

재난 중증도 분류는 어렵고 위협적인 일이다. 다중 사상자가 있는 현장에 구조자가 있다는 것 자체가 반응해야 하는 구조팀원과 시설을 빠르게 압도할 수 있다. 현장에서 재난 중증도 분류는 더 큰 도전을 의미한다.

큰 범위 재난 또는 다수 사상자를 낸 사고에서, 많은 건강돌봄제공자들이 보건의료시설에 소집되어 재난 현장에서 중증도 분류를 해야 하는데, 여기에는 사전 중증도 분류 경험이 없는 건강돌봄제공자들까지도 포함될 수 있다. 병원에서 또는 재난 현장에서 중증도 분류 간호사는 어떤 환자가 돌봄이 필요하며, 어떤 순서로 치료를 받을 것인지, 매우 심각하게 자원이 부족한 재난 현장에서 누가 치료를 전혀 받을 수 없는지를 정확하게 분류해야만 한다.

급성 화학물질 노출을 포함하여 위험 물질 사고 상황에서 특별한 상황의 중증도 분류를 적용해야 한다. 액체, 고체 또는 기체 어느 형태든지 위험물질로 인한 오염이 의심되거나 오염이 알려졌을 때 언제든지 오염을 제거해야 한다 (11장에서 오염제거에 대한 구체적 내용을 다룸).

간호사는 다른 사람들이 이차적으로 노출되지 않도록 하며 더 이상 환경이 오염되지 않도록 돌봐야만 한다.

중증도 분류 범주

중증도 분류 범주를 이해하기 위한 모델은 다음의 5가지 개념적 범주를 포함한다.

1. 매일 중증도 분류
2. 다수 피해자 사고 중증도 분류
3. 재난 중증도 분류
4. 전술적-군인 중증도 분류
5. 특별한 상황의 중증도 분류

중증도 분류의 모든 유형은 케어를 받는 순서에 우선순위를 배정하기 위함인 반면 케어의 우선순위를 위한 결정요인은 다르다. 중증도 분류 모델에 대한 5가지 범주가 표 10-1에 제시되어 있다.

성공적 재난 중증도 분류 원칙

다음의 성공적 재난 중증도 분류 원칙은 역사적 사례로부터 도출한 것이다.

1. 사상자를 전체 흐름에 역주행시키지 않는다(전체적인 흐름의 반대 방향).
2. 재난 현장에서 심각한 사상자를 치료하기 위해 보유하지 않는다.
3. 신체의 사지보다 생명 보존이 우선이다.
4. 중증도를 분류하는 사람도 환자 치료를 중단하지 않는다.

다음과 같은 사례가 아닌 경우는 중증도 분류 전에 환자를 절대 이송하지 않는다. 예를 들어, 어두움, 악천우 때문에 또는 절박한 상황 때문에 위험이 존재하는 경우, 지속적인 외상위험이 있는 경우, 바로 가까이에 의료시설이 유용 가능 한 경우, 또는 전략적 상황 때문에 모든 활동을 명령받아야 하는 경우이다.

표 10-1 중증도 분류 모델의 5가지 범주

중증도 분류 개념적 범주	요약/설명
1. 매일	간호사는 응급 부서에서 매일 기본적인 간호를 수행한다. 생존가능성이 낮지만 가장 심각한 사상자에게 강도 높은 케어를 제공한다.
2. 대량 사상자 사고	응급 부서는 대량의 환자로 인하여 스트레스를 받지만 응급부서로서의 기능을 유지한다. 심각한 사상자는 강도 높은 케어를 제공받는다. 부가적인 자원을 사용하지만 재난 계획을 가동하지 않는다.
3. 재난	지역적인 응급서비스는 즉각적인 처치가 필요한 누구에게나 처치를 해 줄 수 없다. "가장 많은 수의 사상자를 위해 가장 좋은 일을 한다." 생존가능성이 높은 외상환자에게 즉각적인 치료로 처치해 준다. 4가지의 범주에는 가벼운 외상(위험을 감수하지 않고도 처치를 기다릴 수 있는 경우), 심한 외상, 심각한 외상, 생존가능성이 없는 외상 환자로 분류된다.
4. 전략적–군인	전통적 간호 지침보다 군인의 미션 목적들이 중증도 분류와 이동 결정을 구동한다.
5. 특별한 상황	방사선, 생물학적 또는 화학적 오염물질과 같은 다량 살상 무기를 포함한 사고지에 환자가 있을 때 모든 의료인들은 필수적으로 개인보호장비를 착용하며, 시설에 오염제거를 할 수 있는 능력이 있어야 한다.

중증도 분류 체계

다음은 잘 알려진 중증도 분류 체계이다.

- 단순 중증도 분류 및 신속 처치 체계
- 소아환자 중증도 분류를 위해 단순 중증도 분류 및 신속 처치 체계 체계를 피하기
- 시작한다/구조한다.

단순 중증도 분류와 빠른 치료 체계

단순 중증도 분류 및 신속 처치(simple triage and rapid treatment, START) 체

계는 병원 도착 전 중증도 분류 시 사용하는 중증도 분류 체계이다. 응급의료서비스 제공자는 정상적으로 재난 발생 현장에 첫 번째로 반응한 사람이며, 단순 중증도 분류 및 신속 처치 START 체계에 경험이 많은 사람이다.

단순 중증도 분류 및 신속 처치 체계는 사용법이 간단하고 배우기 쉽다. 호흡계와 환자의 정신상태를 기초로 한 것이다. 걷기가 가능한 모든 환자들은 지연가능(delayed=녹색)이고 사고 현장에서 지정장소로 이동할 것을 지시한다.

다음 환자 집단은 한 환자당 30~60초 정도 RPM(Respiration, Perfusion/Blood circulation, Mental status) 평가로 재빨리 사정한다.

- 호흡(상기도 자세로 호흡할 수 있도록 취해주거나 호흡빈도 측정)
- 채액관류/혈액순환(말초혈관 재충전 검사)
- 정신상태(명령을 따를 수 있는지 환자의 능력 판단)

RPM 구성요소는 순서대로 사정한다. 예를 들어, 환자의 숨이 멈췄고 CPR을 하지 않는 경우, 환자는 예상대로 검은색으로 구별되며 사정자는 다음 환자로 이동한다.

표 10-2는 환자의 RPM 사용한 환자 분류를 요약한 것이다.

희생자는 판단과 일치하는 색깔로 구별하는 중증도 분류에 따라 색깔로 된 표를 붙이고 환자를 안정시키기 위하여 기본 처치를 제공하며, 우선순위로 환자를 이동시킨다. 환자가 응급 부서에 색깔로 분류된 표를 달고 도착할 때 이동 시, 환자의 상태가 변화할 수 있으므로 응급 부서 중증도 분류 팀은 환자의 중증도 분류를 다시 해야만 한다.

표 10-2 RPM을 사용한 환자 분류

범주(색깔)	RPM 척도
심각함(빨강색)	R=호흡률 >30회/분 P=말초혈관 충전 >2초 M=지시에 따를 수 없음
급함(노랑색)	R=호흡률 <30회/분 P=말초혈관 충전 <2초 M=지시에 따를 수 있음
사망 중 또는 사망(검정색)	R=호흡 없음

판단

단순 중증도 분류 및 신속 처치 체계에서 사용한 생리적 척도 때문에 아동 환아를 사정할 때는 적절하지 않다. JumpSTART 체계는 8세 이하 아동을 사정 요구를 충족하려고 만들어졌다. 재난 시에는 실제 나이를 판단하기 어렵기 때문에 환자가 아동처럼 보이면 JumpSTART 척도를 사용하고, 희생자가 어른이나 그보다 나이들어 보이면 START척도를 사용한다.

주의: JumpSTART를 재난/대량사상자 발생한 현장에서 사용할 수 있도록 개발되어서 일상 EMS나 병원 중증환자 분류에서는 사용하지 않는다. JumpSTART는 급성 외상 아동의 중증도 분류를 위해 개발되었기 때문에 재난 상황에서 질병이 있는 아동의 일차 중증도 분류에 적절하지 않을 수 있다.

이런 중증도 분류 체계에서 아동의 호흡률이 15~45회/분이면(약 1회/2~4초)이면 양호라고 사정한다. 15회보다 느리거나 45회보다 빠르면 중증도로 분류하고 색은 빨강색이다.

아동의 관류는 사지 맥박을 촉진하여 사정한다. 사지 맥박이 약하거나 맥박이 없는 아동은 빨강색, 즉 중증도로 분류한다.

AVPU 체계를 사용하여 정신상태를 사정한다: 명료함(Alert), 목소리(Vocal) 자극에 반응함, 통증있는(Painful) 자극에 반응함, 반응하지 않음(Unresponsive). 반응이 없거나 통증에 부적절한 반응을 보이는 사람은 심각함으로 분류한다(빨강색).

단순 중증도 분류 및 신속 처치 체계와 달리 JumpSTART 체계에서는 아동이 첫 사정 시, 호흡이 없으면 맥박을 사정한다. 맥박이 있으면 5번 빠른 호흡을 인공적으로 불어넣고 그래도 호흡이 돌아오지 않으면 사망(검정색)으로 분류한다. 호흡이 돌아오면 환아를 심각함으로 분류한다(빨강색).

JumpSTART에 대한 정보는 www.jumpstarttriage.com을 검색하면 된다.

START/치명적 재난을 위한 SAVE 중증도 분류

어떤 재난 사건은 사상자를 재빠르게 구출할 수 없을 정도로 재난 크기와 재난 기간이 길다. 이런 재난 사건은 사상자를 재빨리 구출해야 하지만 경우에 따라 더 상위 의료기관으로 구출할 수 없기 때문에 중증도 과정을 연장해야 한다.

재난 구조 의료팀(Medical Disater Response, MDR) 프로젝트는 재난 직후, 사상자를 구조할 수 없고 즉각적으로 결정적인 케어를 제공할 수 없는 경우

현지 의료인이 즉각적으로 재난 현장에서 환자를 사정할 수 있도록 훈련시키는 프로그램이다. 이런 류의 시나리오에서 역동적인 환자 중증도 분류 체계가 개발되어 중증도 분류 과정이 여러 시간 또는 여러 날까지 전개될 수 있어서 사상자 생존을 최대화시키고 자원을 최대한 효율적으로 사용해야 한다. 이 MDR 시스템은 단순한 중증도 분류의 수정 판과 요골동맥 맥박을 말초혈관 충만으로 대치한 속성 처치반(rapid treatment = START)과 통합하여 사상자 이차 마지막 단계 사정(Secondary Assesement of Victom Endpoine, SAVE)이라고 부르는 시스템과 연결된다(Benson, Koenig, & Schultz, 1996).

사상자 이차 마지막 단계 사정 중증도 분류는 환자의 하위집단으로 제한된 자원을 돌려서 가장 유익하게 사용할 수 있도록 하기 위하여 개발된 것이다. 사상자 이차 마지막 단계 사정은 다양한 외상을 입은 환자들의 생존 가능성을 사정하고 외상 통계를 바탕으로 소비해야 할 자원과 치료 혜택의 관계를 서술하기 위하여 이 정보를 사용한다. 사고 초기에는 시설을 갖춘 의료시설로 사상자를 운송하기 어렵기 때문에 위 정보가 사고현장에서 단순 중증도 분류 및 신속 처치 체계 방법론의 범위를 넘은 수준으로 처치 우선순위를 가이드한다.

이미 기존에 있는 질병과 연령은 중증도를 분류하기 위한 고려사항으로 포함된다. 예를 들어, 몸의 70% 정도 피부표면에 화상을 입은 노인 사상자는 엄격한 상황에서 복구할 수 없고 중요한 의료자원을 사용해야 하므로(의료인 및 의료용품) "expectant 구역"으로 분류된다. 반면, 의식수준척도 점수가 12점인 젊은 성인은 의료자원을 많이 사용하지 않을 뿐만 아니라 사고현장에서 할 수 있는 처치를 받으면 생존할 수 있으므로 중증도 분류에서 "처치 구역"으로 분류한다.

단순 중증도 분류 및 신속 처치 체계와 사상자 이차 마지막 단계사정 중증도 분류 기술은 중증도 분류가 역동적이면서 수 많은 시간에서 며칠까지 지속될 경우 사용되며, 오직 제한된 엄격한 재난 현장이나 상급 생명보존 기구가 이미 확보된 상황에서만 가능하다.

중증도 분류표

다양한 많은 종류의 중증도 분류표가 있다. 표는 사상자의 옷이 아닌 팔 또는 다리에 붙이는 것이고 가능한 한 환자에 대한 많은 정보가 수록되는 것이 좋다(예: 이름, 중증도 분류 숫자, 범주, 오염제거 상태, 외상/불편 호소 유무, 수행해준 처치/날짜/시간, 알러지, 건강기왕력 등).

어떤 중증도 분류표에는 중증도 분류를 위해 구멍 뚫린 색깔 있는 표가 있어서 환자 상태가 변화하거나 악화되면 붙였던 표를 찢어버리고 수정된 중증도 분류와 색깔의 표가 부착된다(그림 10-1). 기타는 모두 한 색깔(빨강, 노랑, 녹색 또는 검정)이며 어떤 꼬리표에는 오염 또는 오염제거 정보도 포함한다.

모든 표는 방수여야 하고, 쓰고 읽기가 쉬워야 하며, 사상자에게 부착하였을 때 분명하게 볼 수 있어야 한다.

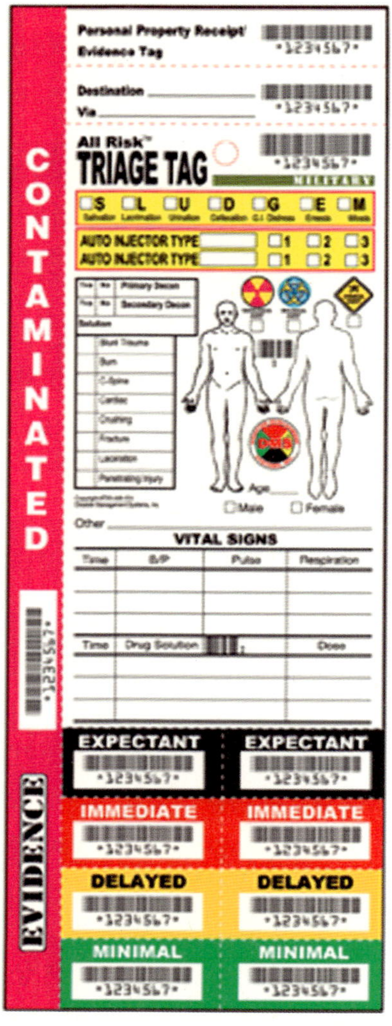

그림 10-1 중증도 분류표

화학 · 유해 물질 재난을 위한 중증도 분류

화학 물질 또는 유해 물질을 포함한 재난은 의료인의 건강과 안전에 위협을 내포하고 있다. 간호사는 간호를 제공할 때 개인보호장비를 착용한 후, 잠정적으로 오염된 환자를 치료하고 돌봄을 제공함으로써 간호사 자신을 생리적 또는 독에 노출되지 않도록 한다. 게다가 화학적으로 오염된 사상자는 깨끗한 처치 구역으로 운반되기 전에 오염제거를 시켜야 한다.

사고현장에서 환자 치료가 시작되기 때문에 구체적인 기록 절차를 시작해야 한다. 그러나 걸을 수 있는 외상 환자는 중증도 분류와 오염제거 전에 사고현장을 떠나게 되어 처치 시설에 도착하여 오염제거를 시켜야 한다.

표 10-3 재난 중증도 분류와 오염제거에 대한 3개 구역(zone)

구역	활동에 대한 설명
영향이 심한 구역(Hot)	• 즉각적으로 영향이 있는 사고 장소에서 인접한 곳이다. • 최소한 중증도 분류와 처치로 호흡과 출혈 조절, 항독소 투약과 예상되는 사례의 확인 등으로 활동을 제한한다. • 이 구역에 있는 모든 스태프들은 개인보호장비를 착용한다.
영향이 중간 정도 구역(Warm)	• 영향이 강한 구역으로부터 9km 이상 떨어진 곳이고 오염된 곳으로부터 역풍과 오르막이 있는 곳이다. • 빠른 중증도 분류를 시작하여 사상자 심각함, 급함, 지연 또는 사망 범주로 분류한다. • 오염제거를 최우선으로 한다. • 모든 스태프들은 개인보호장비를 착용해야 한다.
영향이 없는 구역(Cold)	• 영향이 중간 정도 구역의 인접 구역이며, 오염 구역으로부터 역풍이 불고 오르막이 있는 곳이다. • 오염제거를 받은 환자는 이 구역에 들어오며 더욱 상세한 중증도 분류를 한 후 환자의 심각성과 질병의 특성 또는 외상에 기초하여 처치를 지시한다. • 모든 스태프는 바람이 경로를 바뀌거나 적절한 오염제거 처치를 받지 않고 환자가 이 구역으로 온 경우 개인보호장비를 착용할 수 있다.

* 오염제거에 대한 정보는 이 책의 11장을 참조한다.

중증도 분류와 오염제거 구역

응급구조자는 속히 다음과 같은 중증도 분류구역, 처치실 그리고 오염제거실을 만들어야 한다.

1. 영향이 심한 구역(hot)
2. 영향이 중간 정도 구역(warm)
3. 영향이 없는 구역(cold)

표 10-3에는 재난 중증도 분류와 오염제거에 대한 3개 구역에 대해 설명하고 있다.

CHAPTER 11

오염제거

Decontamination

주요 정보

- 소속 기관의 사고명령시스템과 병원 사고명령시스템 그리고 중증도 분류와 오염제거 방법뿐만 아니라 만일 당신의 역할이 잠정적으로 위험 물질에 오염된 사상자를 오염제거시키는 일이라면 추천한 개인보호장비의 유용 가능성을 검토한다.
- 가능한 빨리 사상자를 오염제거시킨다.
- 탈의시키는 것이 오염제거이다. 머리에서 발까지 착용하고 있는 옷을 많이 탈의시킬수록 좋다. 오염된 사상자가 탈의하는 것만으로도 90% 정도 오염제거한 것이다.
- 불완전한 오염제거 환자가 의료인을 오염시킬 수 있기 때문에 철저한 오염제거가 필요하다.
- 사상자에게 현재 오염상태에 대한 인식표를 반드시 부착한다.
- 오염제거시키는 동안 가능하면 노약자, 아동과 부모, 형제들을 같은 구역에 배치한다.
- 오염제거된 곳이나 오염된 구역에 일단 사람이 들어오면, 이들이 착용하고 있는 개인보호장비와 기구를 오염제거시킨 뒤에 깨끗한 처치 구역으로 들어갈 수 있다. 대단위 재난의 경우 재난 장소의 출입을 통제시켜야 한다.
- 젖어 있는 아동은 미끄럽다.
- 아동들은 두려워할 것이다.

개요

오염제거는 사상자로부터 오염물질을 제거하거나 감소시키는 것이며, 스태프들과 기타 사람들이 이차감염에 노출되지 않게 하고 환경을 오염시키지 않도록 하기 위함이다. 오염제거는 기체, 고체 또는 액체의 위험물질을 접촉하여 오염이 의심스러운 경우 또는 확실히 오염된 경우는 언제나 속히 오염제거를 해야 하고, 오염제거가 가능해야만 한다. 오염된 사상자의 처치와 관리는 위험물질의 특성과 상황에 따라 다양하다. 오염제거에는 두 가지 유형이 있다.

- 기술적(기기 또는 사람)
- 의학적/환자(외상 또는 위험 물질에 노출된 사람)

기술적 오염제거는 유해물질 팀이 액체를 사용하여 화학물질을 더 잘 세척하거나 중성화시키기 위하여 사용하는 조직화된 방법이다. 의료인 또는 환자 오염제거는 재난 장소에 첫 번째 반응자 또는 병원환경에서 첫 번째로 오염된 사상자를 받는 사람이 오염제거를 시킨다.

화학물질이나 유해물질이 포함된 재난 시 첫 번째 고려할 사항은 팀원들의 안전이다. 간호사는 환자들이나 오염이 의심되는 환자들을 돌보거나 처치 시, 자기 자신을 독이나 생리적 영향으로부터 보호하기 위하여 개인보호장비를 착용하고 특정한 주의사항을 실천해야 한다. 간호사에게 배정된 일을 할 때 그 일의 유해한 것으로부터 자신을 적절히 보호할 개인보호장비를 착용해야 한다(다양한 개인보호장비와 보호장비의 보호범위, 생리적 영향에 대한 정보는 9장 참조).

환자 처치를 재난 장소에서 시작할 수 있기 때문에 현장 또는 병원에서 오염제거를 시킬 수 있다. 위의 두 현장에서 근무 구역에 익숙해야만 한다. 이 장에서는 이 부분에 대해 더 자세히 다루고자 한다.

다음은 오염제거 시 필수적인 사항이다.

- 환자가 오염제거를 받는 동안 환자가 있을 수 있는 안전장소
- 환자의 오염물질을 세척하는 방법
- 오염된 것을 보관하는 방법(유출 통제)
- 사상자를 치료하는 사람을 위한 적절한 보호로 오염제거하는 사람이 사용하는 개인보호장비는 위험 환경에 들어가기 위하여 사용하는 것보다 한 단계 낮은 것을 사용해야만 한다.
- 사상자를 치료하기 위하여 일회용이나 세척 가능한 의료용품을 사용한다.

근무 구역

재난 현장이든 병원이든 오염제거하는 동안 구역을 통제하는 것은 사상자, 구조자/팀원, 기구 등으로 인하여 오염이 우연히 퍼지지 않도록 하기 위함이므로 매우 중요하다.

오염물질의 우연한 노출을 최소화시키기 위하여 그 구역을 근무 구역, 중증도 분류 지역 그리고 오염제거 지역으로 구별함으로써 그 구역에 해당하는 일만 하도록 제한할 수 있다. 구역은 응급한 사건 발생 시 사람을 구출하고 사람이 있을 곳에 두는 데 도움이 되며, 잘 통제될 때 관계자가 아닌 사람들이 들어오는 것을 막는다.

근무 구역은 위치나 오염 특성에 따라 다양하다.

- 현장
- 병원 중심

현장근무 구역

구조자가 잠정적인 위험과 대처 활동을 측정한 뒤 범위를 정할 때 그 장소는 다음과 같은 특징이 있어야 한다.

- 오염장소로부터 오르막이고 역풍이 부는 곳이어야 한다.
- 오염장소에 가능한 접근 루트와 지형을 바탕으로 한다.
- 확대되기보다 감소되기가 쉽기 때문에 필요한 넓이보다 더 넓게 구역을 정한다.
- 사상자의 중증도 분류와 오염제거 그리고 처치를 하기 쉽도록 부가적인 구역(근무구역)을 포함한다.

현장은 유해물질에 구조자의 노출을 최소화하기 위하여 필수적인 구역을 할 수 있는 한 많이 구분해 놓지만 가장 많이 구별해 놓는 구역은 다음과 같다(표 11-1).

1. 제외(혹은 영향이 심한 구역)
2. 오염감소(혹은 영향이 중간 정도 구역)
3. 지지(영향이 없는 구역)

병원 환경 근무 구역

화학적 혹은 유해한 물질이 유출되는 경우 병원과 유사 의료시설은 근무 구역을 설정해 놓을 필요가 있다(표 11-2). 여기에는 일반적으로 다음으로 분류한다.

1. 영향이 심한 구역(hot)
2. 영향이 중간 정도 구역(warm/dirty)
3. 영향이 없는 구역(cold/clean)

기술적 오염제거

현장과 병원 오염제거를 위해 기술적인 오염제거 구역이 있을 수 있다(개인보호장비와 기기의 오염제거를 위해).

오염제거 우선순위

오염이 강한 구역에서 자원이 제한되어 있고 사상자가 많을 때 구조자는 최대의 사람들의 최대의 이익을 위하여 최소한의 해를 받도록 처치를 제공하는 반면 환자가 오염제거와 처치, 의학적 평가를 받도록 환자를 우선순위화해야 한다.

치료할 곳 또는 증상이 있으면서 걸을 수 없는 환자를 오염제거할 곳을 결정하는 것은 우선순위 정하기나 중증도 분류에서 어려운 부분이다. 이는 오염물질의 특성, 독소의 양 또는 노출 후 예방주사의 유용성, 대량의 사상자를 치료하고 이동시키는 데 유용할 수 있는 근로자의 숫자 등에 근거하며, 지역의 응급구조 기관이 정한 프로토콜이 있어야 한다.

사상자를 걸을 수 있는 혹은 걸을 수 없는 사상자로 구분할 수 있는데, 걸을 수 있는 환자에게 유용한 일반 가이드라인이 표 11−3에 있다.

걸을 수 없는 사상자들(무의식, 무반응, 움직일 수 없는 자)들은 오염제거를 위한 차후 우선순위화가 있을 때까지 그 자리에 있는다. 추천 가이드라인은 우선순위화(색깔−코딩 체계)를 따르며, 단순 중증도 분류 및 신속 처치 체계라 불리는 의료 중증도 분류 체계(simple triage and rapid treatment, START)에서 사용하며, 표 11−4에 기록되어 있다.

현장 오염제거에 대한 기록: 사상자가 오염이 심각한 구역에 있는 극심한 사례는 오염제거 전 처치를 해야 한다(예: 기도유지, 항독제 투약). 오염이 심각한 구역에 있는 이런 사상자들을 위해 가장 효과적인 첫 번째 오염제거는 탈의이고, 적절하다면 오염이 중간 정도인 구역에서 더 철저히 오염제거를 해야 한다.

오염제거 방법

기본적인 오염제거 방법에는 두 가지가 있다.

1. 물리적인 것 제거
2. 화학물질 비활성화

각각의 방법에 대한 더 자세한 설명은 표 11−5에 있다.

표 11-1 재난 현장 오염제거 작업 구역

구역	설명
제외/오염이 강함	• 오염된 곳 또는 노출될 잠재성이 가장 큰 곳이다. • 이 구역을 들어오는 모든 사람들은 위험 유형, 정도에 알맞게 적정 수준의 개인보호장비를 착용한다. • 경계선 외부, 또는 오염이 강한 구역, 물리적 분리대(로프나 위험표시판)를 설치하여 오염된 구역과 오염 감소된 구역과 분리한다. 이 구역의 가장자리를 따라 통제자에게 통제점을 정하고 사람과 기기들의 통제장소의 출입을 통제하도록 한다. • 어떤 경우 오염과 기타 요인에 따라 이 구역이 더 나눌 수 있다. 이런 하부 구역에는 걷기 가능한 자들이 모이는 장소, 중증도 분류 장소, 이차 중증도 분류장소(걷기가 가능한 사상자 그리고 걷기가 불가능한 사상자를 모두 포함) 등을 포함할 수 있다.
오염 감소/중간 정도 오염됨	• 오염제거장소이다. • 이곳을 출입하는 모든 사람은 개인보호장비를 착용해야만 한다. 제외 구역에서 착용하는 것보다 보호 단계가 1단계 낮은 개인보호장비를 착용한다. • 오염 통제 선이 이 구역과 오염이 강한 구역과 지지/오염 없음 구역을 분리시켜야 한다. 이 구역의 접근 통제 점에서 출입자들의 개인보호장비 착용을 하고, 오염이 강한 지역을 출입하도록 하며, 이 구역에서 지지 구역(깨끗한 구역)으로 출입할 때 개인보호장비와 기기의 오염물질을 제거하도록 한다. • 걷기 가능한 그리고 걷지 못하는 사상자들과 기기들을 이 구역 내 지정장소에서 오염제거하며, 이 장소를 오염 감소 통로라고 명명하였다.
지지/오염 없음/추움	• 오염이 안 된 구역이다. • 이 구역에서는 사람이 오염되지 않기 때문에 어떤 개인보호장비도 요구되지 않는다. 잠정적으로 오염된 의복, 기구 그리고 샘플 등(외부 컨테이너)를 이 구역으로 반입을 금한다. • 사령부 감독과 행정부 진료부, 지지자들은 타 구역이 잘 가동되도록 돕기 위하여 이 곳에 근로구역을 만든다. 여기에서는 들어오는 개인보호장비를 벗어 놓는 곳, 오염 안 된 사상자를 처치해주는 곳, 그리고 의료기관/피난처로 이송하는 곳을 포함한다.

표 11-2 병원 오염제거 근무 구역

구역	위치	설명
오염이 강함/hot	오염 장소(병원으로 이송되기 전)	• 해제가 발생하는 오염된 곳이다. • 현장 오염제거에 대한 토론을 참조한다(표 11-1).
오염이 중간 정도임/warm/dirty	병원 주변이나 응급부서에서 근접한 곳(해제 장소에서 떨어진 곳)	• 병원 오염제거 구역이다. • 이곳은 물 공급처가 필요하며(추운 날씨에는 오염제거를 위하여 온수공급이 필요함), 입출입을 엄격하게 통제하기 위해 울타리가 필요하다. • 이 구역에 근무하는 사람(첫 수혜자)은 오염물질에 노출될 잠재성이 있으므로 C수준의 개인보호장비를 착용해야 한다. • 오염 중간 정도 구역의 입구가 첫 중증도 분류 장소이다. 모든 앰뷸런스나 외부에서 걸어오는(walk-in) 사례는 이 중증도 분류센터를 먼저 다녀와야 한다. 오염이 확인되지 않은 사상자는 중간 구역을 건너뛰고 '오염 없음' 구역으로 직접 간다. 모든 사상자들은 오염제거을 위하여 이 구역으로 온다.
오염 없음/cold/clean	병원 처치실, 응급실	• 오염제거 된 병원 치료구역이다(오염제거 후). • 오염이 안 되는 구역이기 때문에 대부분 의료시설 근무자들은 일반적인 주의 정도만 주의한다. • 이 구역은 엄격하게 통제해서 중증도 분류를 받고 오염제거된 사상자들만이 입장이 가능하다. 잠재적으로 오염된 사상자, 의복, 개인보호장비 또는 장비는 이 구역에 가지고 올 수 없다. • 사상자의 증상과 징후의 특성에 근거하여 치료를 시작하기 전에 더욱 철저한 중증도 분류가 이 곳에서 이루어져야 한다.

표 11-3 걸을 수 있는 환자의 오염제거 우선순위

오염제거 우선순위	걸을 수 있는 환자의 기준
일차적 우선순위: 즉각적인 오염제거를 위해 오염 중간 정도 구역으로 직행한다.	• 곧 해제될 것이다. • 액체/안개 오염물질에 노출됨을 보고하거나 액체 오염물질에 오염됨을 알고 심각한 징후와 증상이 있음(예: 호흡곤란, 가슴이 조여옴 등)을 알린다.
이차적 우선순위	• 해제와 첫 번째 우선순위만큼 근접하지 않는다. • 액체 오염물질에 오염된 것을 알 수도 있고 모를 수도 있으나 사상자는 임상적으로 증상이 있다(중간 정도에서 최소한의 징후와 증상이 있음).
삼차적 우선순위	• 전례적인 외상으로 고통을 받는다(예: 개방상처).
가장 낮은 우선순위: 추후 검토를 위하여 오염이 중간 정도인 구역으로 걸을 수 있는 사상자들이 직행함	• 해제는 거리가 멀다. • 액체 기체 증기 오염물질 노출에 대해 모르거나 의심한다. • 어떤 증상이나 증후가 최소이거나 없다.

공급품

적절한 도구와 공급품이 이와 같은 세 가지 각각 오염제거 구역에서 필요하다. 전형적으로 지역 소방소 또는 유해물질 팀이 재난 현장에 오염제거기구를 가져오는 책임을 진다. 당신은 자신의 구역에서 누가 책임자인지 확인해야 한다. 표 11-6에 기구와 공급품 목록이 수록되어 있으며, 이는 오염제거 절차를 시작하기 위해 필요로 하는 최소한의 것을 목록화한 것이다.

오염제거의 범주

의학적 또는 환자 오염제거는 다음과 같이 세 가지 범주로 분류된다.

- 환자 개별 오염제거
- 집단 오염제거
- 자가 오염제거

각각의 하위범주는 표 11-7에 설명되어 있다.

표 11-4 걸을 수 없는 사상자 오염제거 우선순위와 단순 중증도 분류 및 신속 처치 체계(START)의 관계

START 범주	DECON 우선순위	START 의료 범주	오염 기준
빨강색(심각함)	1	• 기도 위치를 다시 확인해야만 호흡이 있다. • RPM: 호흡: 호흡 횟수>30/분 관류: 말초혈관 충만>2초 정신 상태: 명령에 따르지 못함	• 해제 점과 가장 가까움 • 심각한 증상과 징후 또는 알려진 액체물질 오염 또는 심각하게 오염에 노출됨
노랑색(급함)	2	• 재난 현장에서 제한된 시간 동안 치료할 수 있거나 조절 가능한 외상 • RPM: 호흡: 호흡 횟수<30/분 관류: 말초혈관 충만<2초 정신상태: 명령에 따름	• 해제 점에 가까움 • 최소 증상과 징후 또는 알려진/의심된 유독한 액체, 기체 또는 수증기에 오염됨 이차 우선순위
녹색(지연함)	3	• 걸을 수 있음 • 외상은 있으나 즉각적인 처치는 필요하지 않음	• 최소한의 증상과 징후임 • 알려져 있지 않거나 의심되는 액체, 기체 혹은 수증기에 노출됨
검정색 (기대: 사망 소생 가능성 없음)	4	• 기도의 위치를 다시 확보하여도 호흡정지	• 심각한 증상/징후 • 심하게 액체 신경 물질로 오염됨 • 아트로핀 주사에 무반응임

표 11-5 오염제거 방법

방법	설명
물리적 제거	• **탈의**–탈의가 오염제거이다. 사상자가 속옷까지 탈의하도록 격려한다. • **세척** 물 또는 물 같은 액체를 이용한다. • **흡착제** 흡착제로 오염물질을 흡수한다(예: 젖은 물수건으로 닦은 다음 밀가루로 문질러 준다. M291 resin 도구는 반드시 오염된 피부 부분에만 사용한다). • **긁어냄** 나무 막대로 부피가 있는 오염물질을 긁어낸다(압설자/아이스케이크 막대). • **주의:** 의료처치시설에서 위에 열거한 물리적 제거 방법들로 완전 오염제거시킨다.
화학적 비활성화	• **물/비눗물세척**: 일반적으로 화학전 오염물질은 용해가 잘 안 되며 물에 확산 속도가 느리다. 따라서 물과 비눗물(주로 알칼리성 비누)의 주요 효과는 화합물을 느리게 분해하거나(가수분해), 오염물질을 묽게 한 기계적 세척압이다. 다른 화학적 비활성화 방법은 유용할 수 없고, 물세척 또는 비눗물세척이 좋은 대안이다. • **화학액체**: 응급 재난 시, 화학적 비활성화 물질로 오염제거를 시키도록 명령을 받을 수 있다. 오염제거 방법은 화학전 물질에 따라 다르며 치아염소산의 알칼리성 액체를 포함할 수 있다.

개별 오염제거 방법

각각의 개별 오염제거의 4가지 하위범주에 대한 오염제거 절차(심한 오염, 이차적 오염, 걸을 수 없는 사상자와 소아)에 대한 설명은 다음과 같다.

개별 오염제거는 다음의 두 단계로 나뉜다.

1. 오염 심함
2. 이차적 오염(결정적인)

심한 오염(박스 11-1)은 개별 오염제거 과정의 첫 번째 단계이다. 이 단계에서 기도 호흡 그리고 순환에 문제가 있는 환자에게 처치의 우선순위를 두며 사상자는 대량의 물로 세척한다. 이 단계에서 대부분의 대량 오염물이 제거된다. 두 번째 단계에서(두 번째 또는 결정적인 오염제거)(박스 11-2), 사상자를 비누와 물로 체계적 방법으로 남아 있는 오염을 철저히 제거하여 지지구역(현

표 11-6 오염제거 공급품과 기구

오염제거를 위해 요구되는 최소한의 항목	
• 봉쇄 기구 • 풀 또는 탱크 • 방수 • 6mL 건축용 비닐 • 파이버글래스 판자 • 걸을 수 있는 사상자를 위한 지지 • 허리에 대는 판자 지지를 위한 톱질 지지대 • 물 공급 • 사상자 탈의 시 사용할 가위 • 약한 세탁제(그릇 세척액) • 20L용 양동이 • 스폰지와 부드러운 솔(브러시) • 타올과 담요	• 중증도 분류 꼬리표 • 걸을 수 있는 사상자를 위한 일회용 옷과 신발 • 오염된 옷을 담을 수 있는 큰 비닐 봉지와 사상자 손목에 부착할 수 있는 사상자 인식 꼬리표 • 사상자의 귀중품을 담아 놓을 작은 비닐봉지 • 비닐봉지에 쓸 수 있는 방수 펜 • 사상자의 이송 시, 사상자와 앰뷸런스의 오염을 방지하기 위하여 투명한 앞쪽 지퍼가 있는 옷 또는 큰 방수 담요 • 테이프(10cm)

표 11-7 오염제거의 하위범주

개별 오염제거	집단 오염제거	자가 오염제거
• 심한 사상자 오염제거 • 이차 또는 결정적인 • 걸을 수 없는 사상자 • 소아과	• 대단위 집단	• 개인 • 개인보호장비

장 오염제거를 위하여) 또는 오염 없는 구역으로 환자를 옮긴다(병원일 때). 간호사는 두 가지 단계에서 적절한 개인보호장비를 모두 착용하며, 더 이상 이차 오염 위협이 없을 때까지 착용을 유지한다.

간호사들은 모든 단계에서 이차적 노출의 위협이 더 이상 없을 때까지 개인보호장비를 착용해야만 한다.

걸을 수 없는 사상자

자신의 오염제거를 도울 수 없는 사상자는 구조원들에게 도전이 된다(박스 11-3). 걸을 수 없는 환자들과 함께 있을 때 간호사는 더 이상 이차 오염 위협이 없

박스 11-1 심한 오염 사상자의 개별 오염제거 절차

- 사상자를 오염제거 구역으로 가도록 지시한다(warm 구역).
- 가능하다면 여성과 남성 사상자를 따로따로 배치하고 아동은 부모나 형제와 함께 있도록한다.
- 오염제거된 구역에 들어가기 전, 매트에 발을 닦도록 사상자에게 교육한다(신발을 벗어서 직접 비닐봉지에 넣는다).
- 사상자에게 탈의하라고 지시한다.
- 신발과 옷을 비닐봉지에 넣도록 지시하고 비닐봉지에 인식표를 붙인 후 비닐봉지를 들고 오염제거시킨다.
- 사상자에게 귀중품은 작은 비닐봉지에 넣어서 인식표를 붙이고 비닐봉지를 들고 오염제거시킨다.
- 사상자에게 눈을 감고 입을 다물고 팔을 머리 위에 올린 후 샤워를 시작하라고 지시한다.
- 사상자에게 천천히 두 번 반복하라고 지시한다.
- 특별한 것은 솔질로 털고 닦아낸다.
- 사상자에게 샤워실에서 나와서 이차(결정적인) 오염제거 구역으로 가도록 지시한다.

을 때까지 상황에 적절한 개인보호장비 착용을 유지한다.

아동 사상자

재난 상황에서 아동을 다룰 때 간호사는 확인하며, 중증도 분류를 하고, 잠정적으로 대단위의 아동들을 오염제거시킬 뿐만 아니라 아동이 경험한 정서, 정신적 외상을 최소화하도록 특별히 주의해야 한다(박스 11-4).

오염제거를 항상 먼저 시행하지만 가능한 장소에서 오염제거 절차에서 나온 모든 유출물을 담아서 적절하게 처리한다.

집단 오염제거 방법

대단위 사상자가 있는 재난에서 간호사는 오염제거 과정을 통하여 사상자들이 들어오는 것을 우선순위화하기 위하여 적절한 재난 중증 분류 프로토콜을 수행하는 것이 필수적이라는 것을 알게 된다. 대단위 사상자가 발생한 재난 시 오염제거 절차는 박스 11-5에 제시하였다.

박스 11-2 이차적(결정적) 사상자 개별 오염제거 절차

- 가능하면 여성과 남성 사상자를 따로따로 배치한다.
- 모든 옷을 탈의하고 플라스틱 봉지에 넣고 인식표를 붙인다.
- 피부에 남아 있는 오염물질을 솔로 털거나 진공청소한다.
- 오염된 부분을 흐르는 물에서 부드럽게 물 세척하고 비누와 부드러운 브러시로 부드럽게 문지른다.
- 뜨겁지 않고 미지근한 물을 사용한다.
- 노출된 상처를 오염제거시키고 온전한 피부 부분보다 눈을 먼저 오염제거시키며, 오염물질이 상처에 들어가지 않도록 한다.
- 방수드레싱으로 상처를 덮는다.
- 등, 피부가 접힌 부분, 액와, 귀 그리고 생식기부위를 기억한다.
- 구조자나 사상자에게 더 이상 오염이 위협되지 않을 수준이 될 때까지 오염물질을 제거한다.
- 걸을 수 있는 사상자는 스스로 오염제거시키도록 허용한다.
- 사상자가 문제를 이해하고 지시를 따르도록 확실히 하기 위하여 여러 나라 말로 지시서를 만들어 제공한다.
- 오염제거를 시키는 동안 심각한 사상자에게 투약 또는 호흡지지를 제공한다.
- 오염이 감소된 구역(현장)이나 오염이 중간 정도인 구역(병원)에서 침습적 시술은 절대적으로 필요한 경우만 제공한다.
- 잔여 오염물질의 확산을 예방하기 위하여 담요나 시트에 싸서 사상자를 환경으로부터 격리시킨다.
- 가능하면 남자와 여자 사상자를 분리된 처치 구역으로 가도록 지시한다.
- 오염제거를 위하여 사용하는 비누, 솔, 스폰지 그리고 기타 기구들을 쓰레기통에 넣어야 하고, 이런 것을 지지 구역(현장)이나 깨끗한 구역(병원)으로 가지고 가지 않도록 한다.

자가 오염제거 방법

교차 오염 위험을 최소화시키기 위하여 오염제거 과정을 따르면서 간호사가 재난 현장을 떠나기 전에 간호사는 자신과 자신이 사용한 도구를 오염제거시켜야 한다. 자가 오염제거 절차가 오염물질에 따라 다를 수 있으나 일반적으로 박스 11-6에 제시된 절차를 이용한다.

박스 11-3 걸을 수 없는 사상자 개별 오염제거 절차

- 경추외상이 의심된다면 경추 보호대를 즉시 착용시킨다.
- 카트에 비닐을 깔고 침대포로 덮고 그 위에 사상자를 놓는다.
- 모든 옷을 탈의시켜 비닐주머니에 넣고 비닐주머니에 인식표를 붙인다.
- 귀중품은 작은 비닐주머니에 넣어서 적절하게 인식표를 붙인다.
- 특별한 물질을 솔로 털거나 닦는다.
- 손으로 드는 스프레이기를 사용하여 부드럽게 사상자를 씻는다. 얼굴에서 기도 그리고 개방상처 순서로 한다(입을 막고 얼굴을 씻을 때는 코를 막는다).
- 액와와 생식기, 허리를 반드시 씻어낸다.
- 기도를 보호하기 위하여 봉지 밸브 마스크 또는 non-rebreather 마스크를 사용한다.
- 뜨거운 물이 아니라 미온수를 사용하여 머리부터 발가락 순서로, 지속적이지 않은 오염물질은 5분 동안 비누칠을 하고, 오염물질을 모르거나 지속적인 경우 8분을 비누질 한다.
- 귀와 눈, 서혜부, 액와의 주름잡힌 곳을 세척하고 헹군다. 약 1분간 씻어낸다. 필요하면 사상자를 굴린다.
- 사상자를 철저히 말리고 담요로 덮어준다.
- 오염제거를 위하여 사용하는 비누와 솔, 스폰지 및 기타 기구들을 쓰레기통에 넣어야 하고 이런 것을 처지구역(현장) 또는 깨끗한 구역(병원)으로 가지고 가지 않도록 한다.
- 오염제거 작업을 완료한 후 개방상처를 드레싱으로 덮는다.
- 사상자를 깨끗한 등판자로 이동시켜서 신속한 사정과 중증도 분류 및 처치구역으로 배정하기 위하여 오염이 없는 지역으로 가도록 한다.

박스 11-4 아동 사상자의 오염제거 시 고려할 사항

- 아동과 부모가 함께 있도록 허용하거나 아동이 아는 성인과 함께 있도록 한다.
- 아동이 지속적으로 부모와 분리되어 있으면 아동이 두려워하므로 아동에게 재확신을 주고 긍휼히 여긴다.
- 재난 시기 동안 아동과 부모가 분리되어 있다면 아동의 부모와 아동이 재상봉할 수 있도록 돕는다.
- 더 큰 아동이라면 시간을 들여서 현재 상황에 대하여 알려주고 재확인해준다.
- 아동이 저체온이 발생하지 않도록 한다.
- 물 온도는 37℃를 유지한다.
- 5분 동안 씻고 샤워한다.
- 특히 주의사항: 젖은 영아는 미끄럽다.

박스 11-5 대단위 사상자 오염제거 절차

- 충전된 호스를 이용하여 대량의 물로 대단위 사상자들을 재빨리 세척한다.
- 비누와 물을 담은 특수 스프레이 시스템이 부착된 사다리 트럭 또는 이동식 트레일러가 사용가능해야 한다.
- 오염제거가 완료되면 환자에게 수건과 일시적인 의복을 준다.
- 오염제거를 항상 먼저 시행하지만 가능 장소에서 오염제거 절차에서 나온 모든 유출물을 담아서 적절하게 처리한다.

박스 11-6 자가 오염제거 절차

- 개인보호장비를 착용하고 전체 오염제거 샤워로 걸어 들어가고 두 번 회전시킨다.
- 기술적 오염제거 구역에 들어가서 개인보호장비를 말린다. 그리고 나서,
  - 부츠와 장갑을 옷에 부착시키기 위하여 사용한 테이프가 있으면 제거한다.
  - 내측 장갑을 뒤집는 동안 외측 장갑을 벗어낸다(속 장갑을 끼었을 경우)
  - 탈의하고 옷을 뒤집어서 탈의되는 대로 아래쪽을 접는다.
  - 한 쪽씩 부츠를 벗는다(깨끗한 발을 젖거나 오염된 표면에 닿지 않도록 한다.).
  - 마스크와 호흡장비를 제거하고 비닐봉지에 넣어 옷보관소에 제출한다.
  - 장갑을 벗어 오염구역 안에 버린다.
  - 샤워구역으로 옮기고 탈의해서 비닐 봉투에 넣고 샤워를 한다.
- 재활구역 쪽으로 가서 체중을 재며, 활력징후를 체크하고, 재수화(rehydration)한다.

PART 5

임상관리

CLINICAL MANAGEMENT

CHAPTER 12

화상관리

Burn Management

주요 정보

- 화상에 대한 정보를 더 많이 원한다면 질병관리본부(CDC)로 전화한다.
- 화상에 대한 정보를 더 원한다면 미국 화상협회(1-800-548-2876)로 전화한다.
- 화상 후 첫 수분 동안의 처치가 외상의 심각성에 영향을 미칠 수 있다.
- 불탄 모든 옷을 즉시 탈의한다. 의복이 피부에 달라붙었으면 화상 부위의 옷을 자르거나 찢는다.
- 화상 부위가 매우 빠르게 부어 오르기 때문에 환자의 목 부근에 있는 보석, 벨트 그리고 꽉 쪼이는 의복을 제거해야 한다.

개요

폭발과 화재와 같은 대량 외상 사고와 재난은 화상을 포함하여 다양한 심각한 외상을 발생시킨다. 미국 화상협회에서 대량 화상 사상자 재난을 "최적의 화상 간호를 제공하는 지역 화상센터의 수용 역량을 넘는 화상 사상자 숫자의 대 이변 사건"이라고 정의하였다(Saffle, Gibran, & Jordan, 2005). 화상 외상은 대량 사상자 사고와 테러공격에서 흔히 일어난다. 대부분 외상 사건에서 화상 사상자의 약 25%가 화상 케어가 필요하다. 2001년 월드 트레이드 센터 공습에서 병원에 입원한 환자의 약 1/3이 화상 간호가 필요하였다. 외상은 열화상을 포함하며, 불꽃, 뜨거운 액체, 뜨거운 표면 그리고 높은 열을 내는 종류뿐만 아니라 화학, 전기가 닿아서 발생한 열화상과 유독물질 화상도 포함된다. 화상 발생 즉시 화상 케어를 하는 것이 바람직할 뿐만 아니라 생명구조에 매우 중요하다.

화상환자에게 필요한 간호사정과 관리

모든 화상환자를 외상환자로 평가한다.

- 화재 과정을 STOP한다.
- 일차 조사: ABCDE를 고수한다.
    - 경추 조절과 기도관리
    - 호흡 보전

- 순환 보충과 출혈 조절
- 장애 사정
- 환자를 노출시키고 환경을 통제한다.

- 이차 조사
  - 화상의 범위와 깊이를 파악한다.
  - 흡인 외상이 있는지 확인하며 이는 한 개 이상 다음 조건에 해당되는지 판단한다.

    뜨거운 가스, 증기 또는 폭발물에 노출한 적이 있는지

    콧털과 탄소성 객담 징후가 있는지

    탄소성 기관 내 잔해 또는 점막 궤양

    비정상적인 크세논 또는 테크네튬 스캔 또는 상승된 탄소 헤모글로빈과 나트륨 수치

    몸통과 사지 위에 둥근 모양 화상 상처 흔적

    얼굴, 눈, 귀, 손, 생식기 또는 발에 화상의 존재

    전기 또는 화학적 화상 존재

    학대 외상이 있거나 의심됨
  - 사지에 구획증후군을 모니터한다.

    보석, 꽉 조이는 의복 제거

    사지 상승

    활동성(활동 범위)

    지속성

    혈관성

    검사하고 부식한 부분 제거

확정적인 케어 단계

이차 조사의 구성요소가 화상환자의 즉각적인 관리 또는 이동으로 구성되어 있는지를 결정한다. 이는 다음 사항을 포함한다.

- 몸 전체 표면을 기준으로 화상상처의 크기
- 의사가 판단한 화상의 깊이
- 안면 화상 또는 흡인 화상이 있는 화상환자의 기도삽관

- 화상을 입은 시간에 기초하여 수액 보충을 시작하며 소변배출량을 측정한다.
- 화상상처 케어의 필수적인 요인은 청결, 습기 그리고 보호이다.
- 깊은 화상상처의 경우 외용 항균제는 보류한다.
- 조기 영양 섭취와 섭취 증가가 상처 치유를 위해 필수적이다. 파상풍예방주사가 유효한지 확인한다.
- 화상합병증은 흔하며 예측 가능하다.

9법칙

몸 전체 표면을 기준으로 화상상처 크기(Total Body Surface Area, TBSA)를 계산하는 방법을 9법칙이라고 한다. 9법칙에 의하면 그림 12-1과 같이 몸을 구분하여 각각 9% 또는 18%를 부여한다. 머리와 목 9%, 앞측 가슴 18%, 배측 가슴 18%, 한쪽 팔 9%, 한쪽 다리 9%, 회음부 1%.

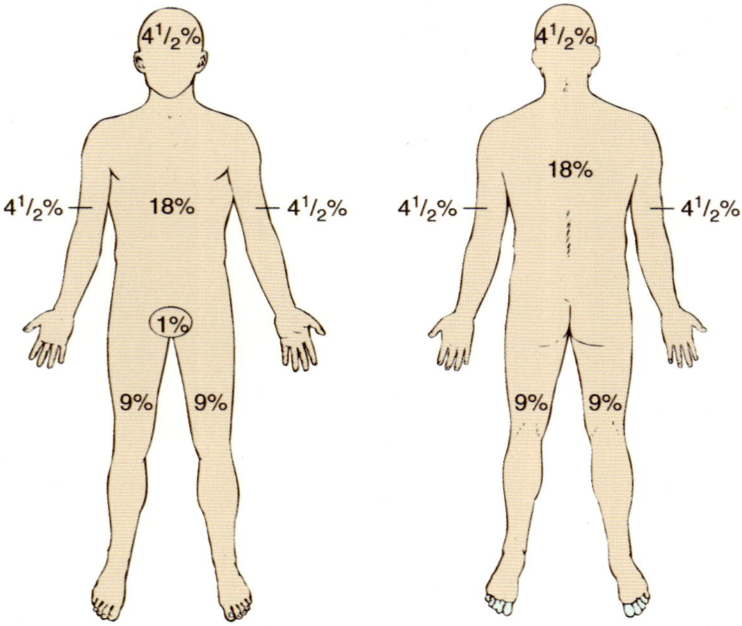

그림 12-1 9법칙(왼쪽은 앞측, 오른쪽은 배측)

Rule of 1's

Rule of 1's은 화상상처 크기 점수(Body Size Score, BSS)를 계산한다. 이 규칙에 따르면 머리, 앞측 몸통, 뒤쪽 몸통, 생식기 그리고 일측 팔 그리고 일측 다리는 1점이다. 화상범위가 50% 이상이면 1점이다. 화상범위가 50% 미만이면 0.5점이다. 점수를 합쳐서 반올림한다. 예를 들어, 머리와 앞측 가슴 그리고 양측 팔이 화상을 입은 남자 환자의 화상 크기 점수는 4점이다. 수액량을 계산하기 위하여 시간당 공급해야 할 수액량은 다음 공식을 사용한다: 2.25×BSS×체중(kg).

중증도 분류 범주

표 12-1에 중증도 분류 범주와 우선순위 정의, 기준이 있다. 다음은 화상병동에 의뢰해야 할 화상 내용이다.

- 몸의 10% 이상의 2도 화상
- 얼굴, 손, 발, 생식기, 서혜부 또는 주요 관절 화상
- 연령과 관계 없이 3도 화상 입은 환자
- 전기 그리고 화학적 화상
- 9법칙에 해당될 경우(그림 12-1)
- 흡인 외상
- 회복에 영향을 미칠 기존 건강 상태가 있는 환자의 화상
- 다른 외상을 수반하는 화상환자(골절을 동반한 화상환자)
- 아동을 돌볼 적절한 인력 또는 기구가 없는 병원에서 돌봄을 받는 화상아동 환자
- 사회적, 정서적 또는 장기간 재활중재가 필요한 환자들의 화상

열 화상관리

열외상은 불꽃이나 증기로 인한 것으로 몸의 단백질을 변성시킨다. 체액과 체온을 조절하고, 이물질과 병원체로부터 방어장벽 역할 유지와 같은 피부 기능을 파괴한다.

화상은 심각성의 범위에 따라 1도, 2도, 3도 화상으로 분류한다. 열외상의

표 12-1 중증도 분류 범주

우선순위	색	정의	기준
1	빨강	심각하게 화상을 입음. 화상센터에서 즉각적인 돌봄과 치료가 필요한 환자	• 화상상처 크기>60%와 외상과 흡인 외상 유무 여부 • 화상상처 크기 40~60% 흡인 외상 있음 • 영아 화상상처 크기>10% 또는 아동 화상상처 크기>15% • 흡인 외상이 있는 아동환자
2	노랑	화상센터에서 급하게 치료가 필요한 환자	• 화상상처 크기 20~60%, 흡인 외상 없음 • 화상상처 크기>40%, 흡인 외상 있음 • 영아 화상상처 크기<10% 또는 아동 화상상처 크기<15%
3	녹색	화상센터에서 치료해야 하는 미국 화상협회 기준 이하	• 화상상처 크기 0~20%, 흡인 외상 없음
4	검정	생존가능성이 매우 낮은 화상환자	• 사망 또는 심장마비 • 전체 화상>40%, 나이>60세, 흡인 외상 있음

심각성은 다음의 판단에 근거한다.

- 화상원인 물질의 온도
- 화상원인 물질에 노출 기간
- 화상원인 물질에 노출된 부분의 두께
- 화상상처의 깊이와 넓이
- 나이
- 연기 흡인 유무

1도 화상

1도 화상은 피부의 가장 겉 부분을 포함한다(표피). 일광화상은 1도 화상의 일예이다.

징후

- 빨갛다.
- 동통

- 뜨거움
- 약간의 부종이 있는 피부
- 표피만 손상됨
- 7일 이내에 상처 없이 치유됨

간호사를 위한 의학적 관리

해야 할 것

- 동통이 없어질 때까지 서늘하게 젖은 찜질을 화상 부위에 대준다.
- 소독된 비 접착성 테이프 또는 깨끗한 수건으로 화상 부위를 덮는다.
- 동통과 불편함을 완화시키기 위하여 처방없이 구매 가능한 진통제를 사용할 수 있다.
- 1도 화상은 치료 없이도 치유된다. 그러나 1도 화상 범위가 크거나 화상 환자가 노인 또는 영아이면 응급실에 가서 의료인을 보도록 한다.

금기사항

- 화상에 외용연고를 바르지 않는다.
- 얼음을 대지 않는다.
- 물집을 터뜨리지 않는다.

2도 화상

2도 화상은 피부의 표면에서부터 두 층을 포함한다(표피와 진피).

표면적 2도 화상

징후

- 표피와 진피 일부분에 손상이 있음
- 동통이 매우 큼
- 물집이 있음
- 약간의 상처를 남기고 2주가 지나면 치유됨

심층 2도 화상

- 표피와 대부분 진피에 손상이 있음
- 상대적으로 무감각함
- 물집이 없고 하얗게 밀납처럼 뿌연하며 축축해 보임
- 치유는 수주가 걸리며 비후해진 상처가 있음

간호사를 위한 의학적 관리

해야 할 것

- 신선하고 서늘한 물에 담그고 차갑고 물기 있는 것을 10~15분 대준다.
- 깨끗한 천으로 말리고 소독거즈로 덮어준다.
- 화상 부위의 팔과 다리를 상승시켜 준다.
- 쇼크를 예방하기 위한 단계를 취한다. 화상환자를 평평한 바닥에 눕힌다. 화상을 입은 팔과 다리를 약 27cm 정도 높인다.
- 화학물질 화상의 경우 물로 화학물질을 씻어내고 희석한다.
- 근처에 있는 병원이나 2도 화상환자를 처치할 수 있는 시설인 3차 병원을 연락한다.

금지사항

- 화상 입은 부분에 외용연고를 바르지 않는다.
- 화상 입은 부분에 어떤 것도 대지 않는다.
- 얼음을 대지 않는다.
- 물집을 터뜨리지 않는다.

3도 화상

3도 화상은 피부의 전체 두께를 침투한 화상으로 조직을 영구적으로 파괴한다.

징후

- 모든 표피와 진피가 손상을 입음
- 가죽 같은 외관
- 때때로 동통 없음
- 구축되면서 치유됨
- 피부 층이 없어짐
- 피부가 탄 숯처럼 검거나 흰색, 갈색 또는 검정색 반점들이 있음

간호사를 위한 의학적 관리

해야 할 것

- 깨끗한 천 또는 소독거즈로 화상 부위를 가볍게 덮어준다.
- 쇼크를 예방하기 위한 단계를 취한다. 화상환자를 평평한 바닥에 눕힌다. 화상을 입은 팔과 다리를 약 27cm 정도 높인다.

- 얼굴 화상을 입은 경우 환자를 앉아 있도록 하며, 발생 가능성이 있는 호흡 문제를 잘 관찰한다.
- 화학물질 화상의 경우, 물로 화학물질을 씻어내고 희석한다.
- 근처에 있는 병원이나 3도 화상환자를 처치할 수 있는 시설인 3차 병원을 연락한다.

금지사항

- 감염된 화상상처에 외용연고를 바르지 않는다.
- 화상 입은 부분에 어떤 것도 대지 않는다.
- 얼음을 대지 않는다.
- 물집을 터뜨리지 않는다.

환자가 기도가 화상을 입어서 누워 있다면, 머리 밑에 베개를 대주는 것이 기도를 막을 수 있기 때문에 화상환자 머리에 베개를 대주지 않는다.

흡인 외상

열

기도의 열손상은 상부기도 시스템으로 국한된다. 열이 건조한 공기로부터 빨리 환자가 흡인 시, 기도 조직으로 퍼졌을 때 발생한다. 증기나 매우 습한 뜨거운 공기는 증기 방울이 상당량의 열에너지를 운반하기 때문에 기관과 기관지에 심각하고 심층 화상을 유발할 수 있다. 호흡기계 조직에 부종은 기도를 폐쇄시킬 수 있기 때문에 이런 기도흡인 화상은 즉각적인 의료 조치와 치료를 받아야 한다.

독성

연기 흡인은 화상치료센터에서 일차 사망원인으로 간주한다. 일산화탄소, 청산칼리 중독을 포함하여 여러 상황을 초래한다. 일산화탄소 중독은 공기 중의 일산화탄소가 혈중 헤모글로빈과 체내 산소보다 친화력이 강하여 적혈구의 산소 운반 역량을 감소시킨다. 그래서 고농도 산소 또는 많은 양의 산소를 공급한다. 청산칼리 중독은 불 속에 있는 여러 가지 것이 연소할 때(예: 플라스틱, 천, 고무 등) 청산칼리 화합물을 만들게 되어 세포를 질식시키고 시토크롬 a3 시스템을 통하여 세포산소화를 방해한다. 치료는 아밀 나트륨(amyl nitrate), 아질산 나트륨(sodium nitrite) 그리고 티오황산 나트륨(sodium thiosulfate) 혼합물을 투약한다.

CHAPTER 13

사상자 사정과 관리

Victim Assessment and Management

주요 정보

- 파상풍은 상처 외상이 있는 사상자에게 잠정적인 건강 위협이 된다.
- 주변환경의 다양한 요인에 노출되기 때문에 다양한 감염 유형이 발생할 수 있다.
- 어떤 상처가 있든지 사상자는 파상풍을 예방해야 한다.

개요

재난 동안과 재난 후 외상 위험이 높다. 파상풍은 상처 외상이 있는 사상자에게 잠정적인 건강 위협이 된다. 어떤 상처나 발진이든 잠정적으로 감염의 위험이 있어서 가능하면 의료인이 빠르게 사정을 해야 한다. 재빠르고 적절한 상처관리는 절단과 같은 심각한 결과를 예방한다. 간호사는 다음과 같은 기초 상처관리 단계를 준수하여 사상자를 돕는 데 효과성과 효율성을 극대화해야 한다.

평가와 간호사의 처치 전 고려사항

- 사상자에게 접근할 때, 간호사 자신이 안전한지 확인하고, 필요하면 환자를 사정하기 전, 적절한 담당자가 안전하게 해주도록 도움을 요청한다.
- 다양한 상처 간호를 하는 동안 일반적 주의사항들을 관찰한다.
- 사상자로부터 주요한 기왕력을 얻고 부가적인 외상을 배제시키기 위하여 적절하게 검사한다.
- 상처가 있는 사상자에게 다른 유형의 외상이 있는지 주의하여 살핀다.
- 주변환경의 다양한 요인에 의해 노출되므로 다양한 감염 유형이 발생할 수 있다.
- 흙에 오염된 상처는 감염될 수 있다.
- 창상에 옷 조각과 잔해물이 들어가서 감염을 일으킬 수 있다.
- 눌린 외상은 찰과상처럼 마찰 힘으로 발생한 상처보다 감염에 대한 감수성이 더 높다.

치료

- 외상 있는 몸에서 꼭 조이는 반지 또는 기타 보석을 제거한다.
- 출혈을 조절하기 위하여 출혈하고 있는 상처에 직접 압력을 가한다.
- 상처에 죽은 조직, 이물질 그리고 오염 정도를 검토한다.
- 감염 발생을 증가시킬 수 있는 죽은 조직과 이물질은 치료 전에 제거한다.
- 멸균수, 유용할 수 있는 용액 그리고 비누로 상처 주변을 깨끗이 청소하고 필요할 때마다 진통제와 마취제를 투여한다.
- 큰 주사기와 주사바늘을 사용하여 생리식염수로 관류하여 씻어 낸다. 다른 용액을 이용할 수 없으면 병에 있는 물을 사용할 수 있다.
- 오염된 상처는 열어 놓는다. 소독이 되지 않은 환경에서 봉합한 상처는 병균을 가두게 되어 감염 고위험 군이다.
- 상처와 가까운 곳의 털을 제거한다. 털에 의해 상처 감염이 기회가 증가될 수 있다.
- 건조한 드레싱으로 상처를 덮는다. 더 깊은 상처는 생리식염수로 적신 거즈로 덮은 후 건조하고 부피가 큰 드레싱을 한다.
- 상처가 있는 환자에게 파상풍 예방주사를 준다.

CHAPTER 14

재난현장관리

On-Scene Management

주요 정보

- 주관처가 변경되지 않았다면 911로 전화한다.
- 다른 결정이 있을 때까지 조심스럽게 재난현장에 접근하고 범죄 현장처럼 처리한다.
- 당신이 관찰한 것에 대해 법 집행자에게 증언할 준비를 한다.

개요

재난 상황은 각각 다르다. 재난 경험의 정신적 · 신체적 · 정서적 부담은 사람마다 다르게 영향을 받기 때문에 구조자가 미처 준비할 수 없는 것도 있다. 간호사는 정상적으로 익숙해 오던 의료현장의 상황 너머, 간호실무 변수를 확대시키는 재난 상황 대처 요구에 독창성과 융통성, 창의성, 적응성을 가지고 대처해야 한다.

최소 핵심역량

표 14-1에서는 사정과 치료에 필요한 최소한 핵심역량에 대해 설명하고 있다.

사고현장에 도착했을 때의 관리

- 주의하면서 접근한다
- 구조자의 안전을 확인하며 보고, 듣고, 냄새를 맡으면서 재난현장을 사정한다.
- 재난현장을 떠나거나 주변에 있는 사람과 이동수단들에 대해 알고 있어야 한다.
- 계속 경계하고 주의한다.
- 기타 상황으로 판단될 때까지 재난현장을 범죄 현장처럼 다룬다. 테러는 범죄이다. 그러므로 잠정적 테러범들의 석방 현장을 범죄상황으로 처리해야만 한다.
- 관계부서에 신고하지 않았다면 911로 전화해서 알린다.

간호 사상자 예방하기

간호사가 외상을 입거나 감염되면 케어를 제공할 수 있는 구조대의 숫자가 감소하고 돌봐야 할 사상자 숫자가 증가하게 된다. 다음은 고려해야 할 중요한 사항이다.

- 생물테러 공격 재난현장에서 사상자 격리가 필요한지 결정한다.
- 환경이 안전한지 판단한다(예: 구조적 문제, 공급품의 안전 보호하기).
- 화학 또는 방사선 재난 시 개인보호장비 수요를 판단한다.
- 사상자와 잠정적 사상자를 첫 번째로 대피시킨다.

재난현장에서의 고려사항

- 잠정적 증거를 보존하도록 노력하며, 타인이 증거물을 파괴하지 않도록 돕는다.
- 증거를 기록하기 위하여 적절한 방법을 취하도록 한다.
- 모든 사상자와 사상자의 물건들에 대한 기록을 관리한다.
- 사상자의 모든 물건들을 봉투에 넣고 적절하게 식별표를 부착하도록 한다(11장 관련부분 참조).

표 14-1 최소한 핵심역량

사정	치료술
• 호흡기계, 기도 사정을 한다.	• 일차 구급상자 개념
• 활력징후, 쇼크 징후 모니터를 포함하여 심혈관 사정을 한다.	• 중증도 분류와 이송
• 화상 사정을 포함하여 외피를 사정한다.	• 통증 관리
• 통증 사정을 한다.	• 저혈류증 관리와 수액 보충
• 머리에서 발가락까지 외상 사정을 한다.	• 봉합(실무 기준에 기초하여 적절하다면)과 일차적인 상처 간호
• Glasgow 혼수 척도를 포함하여 정신상태를 사정한다.	• 폭발 외상/조직 손상에 대한 대처
• 기도삽관 적응증을 숙지한다.	• 눈 세척 기술
• 정맥주사 삽입과 정맥주사약을 투약한다.	• 화학적 노출
• 응급상황에 쓰는 약을 숙지한다.	• 골절로 인한 부동
• 수액치료 원리를 숙지한다.	• 눌린 외상
	• 척수손상 환자의 움직임

- 재난현장에 관련자가 아닌 사람은 재난현장을 떠나도록 한다(예: 매체 관련자들, 정치인 등).
- Worried-well이 보안과 중증도 분류를 우회하지 않도록 한다.
- 당신이 관찰한 것을 법 관련자에게 말할 준비를 해놓는다.

필수적인 구조 기구

- 간호사 면허증; 사기꾼을 막을 수 있다.
- 신분증 서류
- 청진기
- 간식 봉지
- 물병
- 갈아입을 옷

기타 기관의 책임

당신이 사상자를 돌보고 치료하는 동안 지역의 법 관련 기관과 수사기관은 범죄 상황을 수사할 것이다. 이런 기관의 종사자들이 사고 증거들을 확보하려고 할 것이고, 당신의 안전을 지키려고 한다는 것을 알아야만 한다. 때때로 그 사람들이 당신에게 수사하는 것을 도와달라고 요청할 수 있다. 그러나 이들은 대부분 당신 주위에서 일할 것이다. 그들의 책임은 다음과 같다.

- 한계점을 확인하고 설정한다.
- 재난현장 경계선을 안전하게 지키고 보호한다.
- 기록하고 관찰한다.
- 재난현장의 모든 사람들을 통제한다.
- 사람들이 증거를 파괴하거나 변형시키지 못하도록 예방한다.
- 용의자, 증인, 방관자를 확인한다.
- 재난현장에서 비관련자를 접근하지 못하게 한다(예: 매체, 정치가).
- Worried-well이 보안과 중증도 분류를 우회하지 않도록 한다.

CHAPTER 15

심리적 고려사항

Psychological Considerations

주요 정보

- 모든 재난 경험자는 재난의 영향을 받는다.
- 대부분의 사람들은 재난 기간 동안, 재난 후 서로 협동해서 대응하나 효율성이 감소된다.
- 재난 스트레스와 애통 반응은 비정상적인 상황에서 나타나는 정상적 반응이다.
- 대부분의 사람들은 재난 후, 자신들에게 정신 건강 서비스가 필요없다고 생각하고 그런 서비스를 찾지도 않는다. 생존자들은 모든 형태의 재난 보조를 거부할 수 있다.
- 재난 중, 성공적 중재를 위하여 능동적으로 외부구제를 활용한다.
- 생존자는 능동적이고 진정성있는 관심과 염려에 반응한다.

개요

재난을 경험한 사람들은 재난으로 발생한 상실과 혼란에 대처한다. 이들의 대부분은 정상이며 잘 기능하고 자신들에게 정신건강 서비스가 필요하지 않다고 생각하기 때문에 도움을 요청하지 않는다. 그러므로 간호사와 정신건강 요원들은 이런 사람들을 사무실에서 앉아서 기다리기보다 교회, 노인센터, 지역 카페, 학교 그리고 지역사회센터를 직접 찾아가는 능동적 자세를 취해야 한다. 간호사는 문화적으로 민감해야 하고, 사상자들의 언어로 된 정보를 주며 지역과 위탁기관, 지역사회 리더들과 더불어 일하면서 생존자들의 요구를 이해하고 사정한다. 이 장에서는 재난의 심리적 측면을 다룰 수 있는 토대를 제공할 것이다.

재난에 대한 사람들의 반응

대부분의 재난에 노출된 사람들에게 재난 노출로 인한 큰 심리병리학적인 문제나 평생 동안 영향을 미치는 심리적 문제들이 발생하지 않는다는 것을 이해하는 것은 중요하다. 사실, 재난 생존자 중 소수에게 유의한 정신과적 문제가 발생하나 대부분의 생존자들은 미약하고 일시적으로 심리적 영향으로 인한 고통을 받을 것이다.

재난은 그 여파로 심리적 범위와 심리적 결과까지 발생시킨다. 재난이 미치는 심리적인 충격에 대해 말할 때 우리는 감정적 특성 그리고 재난이 미치는 영향과 관련된 행동을 구체적으로 제시한다. 재난의 심리사회적 충격에 대해 말할 때 어떻게 이런 감정적 특성들과 관련 행동이 개개인의 타인과 관계와 사상자들이 경험하게 될 삶의 도전에 영향을 미치는지 살펴 본다.

재난에 노출되었던 사람들에게 재난 여파는 감정적 롤러코스터 같은 것이라고 느낄 수 있다. 대부분의 사람들은 여러 가지 감정과 생각들이 홍수처럼 밀려와서 개개인의 재난으로부터 회복과 반응 방법에 영향을 미친다. 재난의 구체적 특성 그리고 지역사회 재난 반응과 같은 여러 요인들이 개인의 재난으로부터 회복과 재난에 대한 반응에 영향을 미친다.

자연재난과 인재에 대한 반응

자연재난

대부분 자연재난의 발생 요인은 인간의 통제력을 벗어나며 악한 의도가 없는 것으로 보인다(이런 관점에서 개인은 노출 수준에 따라 인재보다 더 잘 대처한다). 생존자들은 재산 손상과 손실을 일으키는 자연재해에 영향을 받고 임시 대피소 또는 영구 주택에 재배치되며, 재난으로 인한 직장 결근 또는 재산 상실과 관련된 경제적 스트레스, 매일 보험회사와 재난 구조 기관과 협상해야 하는 도전 등에 영향을 받는다. 이런 재난에 영향을 받는 사람들의 정서적 노동을 생각할 때, 근거가 확실한 스트레스 요인을 최소화시켜서는 안 된다.

인재

인재는 여러 원인으로 발생할 수 있고, 이런 원인으로 인하여 발생한 사건으로부터 회복시키는 것을 무의미하고 부분적인 것으로 볼 수 있다. 악한 마음으로 발생한 재난, 정치적 · 사회적 · 종교적 신념, 정신질환, 개인 또는 집단에 대한 편견이나 혐오, 재난은 예방할 수 있거나 피할 수 있다는 지각, 그리고 인간에 대한 배신감 등은 인재에 노출된 사람들을 유의하게 심리적으로 도전한다.

인재에 노출된 사람들은 선한 사람들에게 악한 일이 발생할 수 있다는 현실을 직면하게 된다. 이런 사람들은 어떤 사람이고 잘못된 시간과 장소에 있을 수 있다는 것을 깨닫고 강인함에 대한 환상을 잃게 된다. 사람들에 대한 기본 가정이 산산조각이 나고 세상이 안전하고 공평하며 쉴 수 있는 곳이라는 것을 더 이상 느낄 수 없다. 정부조차도 자신들 또는 가족이나 사랑하는 사람들의 안전이나 보호를 보장할 수 없다는 심각한 현실을 경험하게 된다.

시민 노출 모델

누가 재난에 영향을 받는가?

재난 현장에 기여해온 많은 교육자와 연구자들은 재난에 가장 영향을 받을 사람들을 정의하고, 명료화하려고 노력하였다. 이런 접근은 전체 지역사회에 대해 거시적 수준의 견해와 전체 시민집단의 요구와 영향에 대해 점층법적 입장을 취한다. 시민(population) 노출 모델은 일련의 동심의 원으로 재난 후에 다양한 영향을 받은 사람들을 서술하고 있다.

재난에 가까이 있는 사람은 원의 중심에 있고, 이들은 재난에 직접적으로 영향을 받은 사람들이다. 그러나 명심해야 할 것은 이런 사상자들 중, 원의 중심에 있는 개개인이 재난 시 사람 근접성에 기초하여 기대했던 도움을 받지 못하는 구조 반응 범위에 속함을 경험할 수 있다. 이런 사람들에 대한 설명은 표 15-1에 있다.

표 15-1 재난에 영향을 받는 사람

지정	설명
집단 A	• 살해당하거나 심각하게 외상을 입은 지역사회 사상자 • 애통해하는 가족, 사랑하는 사람, 가까운 친구
집단 B	• 사고와 재난 현장에 노출되었으나 외상을 입지 않은 사상자
집단 C	• 애통해하는 친척과 친구 • 집이 파괴된 재난 지역 거주민 • 일차 구조자, 구조대 및 복구 근로자 • 의료 검진자 사무실의 스태프 • 애통해하는 사람들과 직접적으로 관계한 서비스제공자, 사망자의 식별을 위해 정보를 수집하고 사망 통보를 한 서비스 제공자
집단 D	• 정신건강과 범죄피해자에게 도움을 제공한 사람 • 목사, 신부 • 응급실 건강돌봄제공자 • 정부 공무원 • 보도요원
집단 E	• 공격표적 사상자 확인된 집단 • 경제적 영향을 미치는 사업 • 대단위 공동체

재난 후 반응

개인적 반응과 특성

임상가들이 재난 생존자와 노력을 하면서 동일한 외상과 슬픔에 노출될 때, 상당히 다양하게 반응한다. 어떤 임상가는 이런 경험을 자신의 삶 속에 통합시킬 수 있는 반면, 다른 임상가들은 나쁜 재난 기억에 압도당하고 황폐화되면서 자신들의 일상생활을 못하게 되기도 한다. 대단위 재난의 즉각적 여파에서 직접 노출로 고통을 받은 사람들을 가장 위험군으로 여기나 기타 개인의 특성도 재난에 대해 어떻게 반응하고 재난으로부터 회복되는 정도에 영향을 미친다. 외

표 15-2 외상 후 반응

정서에 미치는 영향	인지에 미치는 영향
• 쇼크 • 분노와 화냄 • 불안과 두려움 • 절망과 무력감 • 정서적 무감각과 무감동 • 테러 • 죄책감 • 애통과 슬픔 • 불안정 • 절망과 통제력 상실 • 가치없다는 느낌 • 흥미를 잃음 • 감정의 변화	• 사고와 집중하기 어려움 • 의사결정이 어려움 • 기억상실과 망각증 • 혼돈 • 불신 • 시간 감각이 왜곡됨 • 자존감이 떨어짐 • 자기효능감이 떨어짐 • 자책함 • 무리하게 끼어드는 사고와 기억 그리고 똑똑히 회상되는 과거사 • 걱정
신체에 미치는 영향	**행동에 미치는 영향**
• 피로 • 불면증 • 수면장애 • 동요(뒤흔들림) • 몸이 불편함 • 두통 • 소화기관 문제 • 입맛이 떨어지거나 좋아짐 • 성적 욕구 저하 또는 상승 • 과장된 놀람 반응	• 간간이 짧게 움 • 이유 없는 적대행위와 격정 폭발 • 사회적 위축과 피함 • 갈등관계 • 학교나 직장에서 적응을 못함

상 후 반응은 다양한 경로인 신체, 행동, 정서 그리고 인지적으로 표현된다(표 15-2).

있을 수 있는 재난 후 반응은 다음의 사항을 포함한다.

- 기본적 생존을 위한 염려
- 사랑하는 사람과 중요하게 여기며, 의미가 있는 소유물을 상실한 것에 대한 애통
- 개인 안전과 사랑하는 사람의 신체적 안전에 대한 불안과 두려움
- 재난에 대한 상상과 악몽을 포함한 수면장애
- 재배치와 관련된 격리 또는 복잡한 생활 조건에 대한 염려
- 재난과 관련된 감정과 사건에 대해 반복적으로 이야기해야 할 필요성
- 공동체의 일원이라는 소속감과 공동체의 회복 노력에 대한 요구

심리적 중증도 분류

가장 위험에 처한 사람들에게 표적 중재를 제공하는 것이 재난에 노출된 모든 사람에게 정신건강 중재를 제공하려고 시도하는 것보다 더 효과적이며 효율적이다. 다음은 정신적 사망률을 높이는 특성이며, 위험 강도의 순위이다.

1. 생명에 위협
2. 신체외상을 가함
3. 죽음에 노출되고 사지가 절단됨
4. 예상하지 않은 또는 잔인한 죽음을 목격함
5. 사랑하는 사람의 예상치 않은 또는 잔인한 죽음을 알게 됨
6. 사람이 생화학적 독에 노출되었다는 것을 알게 됨
7. 타인에게 심각한 해를 끼치거나 죽게 함
8. 고통을 가하거나 의도적으로 고통을 준다는 것을 알게 됨(예: 2001년 9월 11일 오클라오마 시 폭탄테러)

심리적 일차 구조

심리적 일차 구조(Psychological fi rst aid, PFA)는 재난의 즉각적인 여파를 중재하는 것이다. 심리적 일차 구조는 위기 중재와 스트레스 관리에 기초한다.

심리적 일차 구조 개념은 생명을 유지하고, 생존과 안전을 증진시키며, 안심과 재확신시키는 의학적 기술과 유사하며, 외상적 사건을 경험한 사람들을 보호한다. 심리적 일차 구조는 기존 자원을 활용하고 안전감을 갖도록 하며 임파워링을 해줌으로써 사상자들이 재난의 즉각적 단계를 잘 통과하도록 돕는다.

심리적 일차 구조는 사상자들이 재난에 이미 노출되면 심리적인 피해를 감소시키는 방향으로 가닥을 잡는다(표 15-3, 표 15-4).

표 15-3 심리적 구급 방법

구급	코멘트
사상자를 계속되는 외상에서 분리시킨다.	사상자가 급성 스트레스 장애의 징후를 나타내면 사상자를 쉬도록 격려하고 유용할 수 있는 사회적 지지 자원에 연결해준다.
사상자를 교육한다.	극도의 스트레스를 경험한 후 사상자에게 나타나는 반응이 정상이라는 것을 알려주는 것 자체가 위로가 될 것이다.
정신적 외상(trauma)을 다시 입지 않도록 예방한다.	사상자가 서비스를 받기 위하여 만나야만 하는 사람 숫자를 제한하고 필요한 관료적 요구사항들을 제한한다.
새로운 사상자 발생을 예방한다.	가능한 한 재난 현장의 상황, 소리 그리고 냄새에 노출되는 인원을 제한한다.
고통을 병리화시키는 것을 예방한다.	정상적인 반응을 병리적 반응으로 딱지 붙이지 않는다. 치료를 받아야 하는 장애나 의학적 상태로 해석하는 것을 예방한다.
침묵을 허용한다.	침묵은 생존자에게 자신의 감정을 반영하고 알도록 한다. 생존자와 이들의 경험과 "함께 해주기"가 매우 지지가 된다.
비언어적으로 함께 해준다.	눈맞춤, 머리를 끄덕여 주기, 돌봄의 얼굴표정들은 생존자가 자신의 아픔을 나누는 사람이 함께 하고 있다는 것을 느끼도록 해준다.

표 15-3 심리적 구급 방법(계속)

구급	코멘트
능동적으로 경청한다.	사상자가 말한 것을 부분적으로 반복하면 관심과 이해 그리고 공감을 나타낸다. 알기 쉽게 말을 바꿔 말하기는 의미를 명료하게 하고 오해가 있는지를 체크하게 한다.
느낌을 반영한다.	생존자의 목소리 톤 또는 비언어적 제스처는 분노, 슬픔 또는 두려움을 나타내므로 구조자는 “화나고 두려워하시는군요. 맞나요?”라고 말할 수 있다. 이런 말은 사상자가 자신의 감정을 확인하고 또렷하게 표현할 수 있도록 돕는다.
감정을 표현하도록 돕는다.	눈물, 분노, 환기를 통하여 격한 감정을 표현하는 것이 치유의 중요한 부분이다. 이는 생존자가 감정을 잘 다루어서 건설적인 문제 해결에 더 잘 참여하도록 돕는다. 구조자는 편안한 자세를 취하고 천천히 호흡하며 생존자가 그렇게 느끼는 것은 당연한 것이라고 느끼도록 해준다.

표 15-4 심리적 구급을 위한 의사소통 가이드라인

허용되는 말	금하는 말
• 이런 증상들은 재난 시에 정상적인 반응입니다.	• 이보다 더 심할 수도 있었어요.
• 그런 느낌이 드는 것을 이해할 수 있습니다.	• 언제든지 또 다른 동물/차/집을 구할 수 있어요.
• 당신은 미쳐가고 있는 것이 아닙니다.	• 분주하게 지내는 것이 최선입니다.
• 당신 잘못이 아닙니다. 당신이 할 수 있는 최선을 다했습니다.	• 당신이 어떤 느낌인지 알겠습니다.
• 예전 같지 않겠지만 호전될 것이고 기분도 좋아질 것입니다.	• 삶을 계속 살아야 합니다.

대중의 반응

자연재해 혹은 테러를 경험한 사람들은 광범위한 반응을 하지만 공황은 흔하지 않다. 대부분 도움이 되고 적응하려는 행동이 우세하다. 두려움을 오해하거나 공황이라고 잘못 표시하지 않아야 한다. 두려움은 매우 놀라운 상황에 대한 정상적이고 적절한 반응이다. 그러나 큰 히스테리/공황의 가능성은 여전히 존재한다. 큰 히스테리나 공황은 대단한 두려움이 사람을 압도할 때 사람의 반응이 자기 중심적이 되고, 이런 반응들로 말미암아 사회적 조직의 상실과 사회적 역할 상실로 이어져서 결국 전체적 혼란이 발생한다. 그러나 정보를 분명하고 정확하게 주고 직무(task)를 구체적으로 해주면 공황이 감소하고 자기통제감이 높아진다.

환경적 영향

- 시민 소요
- 사람 골탕먹이기(Hoaxes)
- 대량 자살

간호적용

- 의학적으로 설명이 되지 않는 신체적 증상이 있는 사상자를 다룬다. 증상의 원인이 알려지지 않은 일상적인 응급 간호와 다르지 않다.
- 대량 이동(mass exodus) 또는 대중 공황으로 발생할 수 있는 골절과 두부외상 치료를 준비한다.

심리적 상태

급성 스트레스 장애

급성 스트레스 장애는 재난 구조팀이 많이 경험하는 장애이다.

- 증상과 징후: 불안, 분리
- 발생시기: 외상 후 한 달 이내
- 기간: 최소 2일

외상 후 증상이 4주 이상 지속되면 외상 후 스트레스 장애 진단을 고려해봐야 한다. 외상 후 스트레스 장애가 진단되려면 다음과 같은 외상을 입힌 사건에 노출된 적이 있어야 한다.

1. 실제 혹은 위협받은 죽음 또는 심각한 외상, 자신 또는 타인의 신체적 통합성에 위협 등에 직면하거나 목격했거나 경험한 사상자
2. 심한 불안, 절망감 또는 공포와 관련된 사상자의 반응

고통받는 사건을 경험하는 동안 또는 경험한 후 사상자는 다음과 같은 해리 증상이 나타날 수 있다.

1. 주관적 무감각, 분리 또는 감정적 반응이 없음
2. 주변환경에 대한 인식이 감소함(예: 멍하니 있음)
3. 현실감각이 없음
4. 탈 인간화
5. 해리적 기억상실증(예: 외상의 중요한 면을 기억할 수 없음)

외상적 사건은 지속적으로 다음의 방식 중 최소한 한 가지를 재경험한다.

- 이미지 재현, 생각, 꿈, 망상, 똑똑하게 회상되는 되뇌임(flashback) 에피소드들, 경험이 다시 살아나는 감각 또는 외상적 사건을 생각나게 하는 노출됨으로 인한 고통
- 외상을 생각나게 하는 자극을 두드러지게 회피함(예: 사고, 느낌, 대화, 활동, 장소, 사람 등)
- 두드러진 불안 또는 높아진 각성(예: 수면 장애, 성을 잘 냄, 집중력이 감소함, 경계심이 커짐, 과장된 놀람 반응, 차분하지 못한 움직임 등)

불안(disturbance)은 임상적으로 유의한 고통 또는 사회적 · 직업적 또는 기타 기능해야 하는 중요한 곳 또는 꼭 필요한 도움을 구하거나 외상 경험에 대해 가족 구성원에게 말해서 자신의 자원을 가동시키는 일 등 꼭 필요한 일을 해나가는 개인의 능력을 저하시킨다.

이런 불안은 최소한 2일 정도 지속되고 최고 4주까지 계속되며, 외상 사건 발생 후 4주 내에 발생한다.

불안은 물질(예: 마약남용, 약물남용)의 직접적인 정신적 효과 또는 전신의 의학적 상태 때문이 아니며, 간단한 정신적 장애로 설명이 안되고 기존 장애의 악화도 아니다.

일반화된 불안장애

일반화된 불안장애는 극심한 불안과 염려(우려하는 기대)이며, 사건들 또는 행동(근무 또는 학교활동)에 대해 적어도 6개월 이상은 아니지만 많은 날 동안 나타난다.

불안과 걱정은 다음 6가지 증상 중 3개 이상과 관련되어 있다(적어도 지난 6개월은 아니지만 많은 날 동안 이 증상들이 나타난다).

- 모서리에 있는 것 같거나 묶여 있는 느낌 또는 차분하지 못함
- 쉽게 피곤해짐
- 집중력 감소 또는 생각이 멍해짐
- 성을 잘 냄
- 근육 긴장
- 수면장애(잠들기 어렵거나 잠을 지속하기 어렵거나 몸을 뒤척이고 흡족하지 못한 수면)

주의: 아동은 위 증상 중 한 가지만 나타나도 불안장애이다.

불안과 걱정의 초점이 Axis I 장애의 형태라고 한정하지 않는다. 예를 들어, 불안과 걱정은 공황장애 발생에 대한 것이 아니고 대중 앞에 창피당하는 것이며(사회적 공포증), 오염되었다는 것(강박장애), 가족이나 가까운 친척과 분리되는 것(분리장애), 체중증가(거식증), 또는 심각한 질병에 걸리는 것(건강염려증), 그리고 불안과 걱정이 외상 후 스트레스 장애 동안 독점적으로 발생하지 않는다.

불안, 걱정 또는 신체적 증상들이 임상적으로 유의한 장애 또는 사회, 직장 또는 기타 중요한 기능 부분에 손상을 일으킬 수 있다.

이 불안은 마약, 약물과 같은 물질남용의 직접적인 생리적 영향이나 일반적 질병(예: 갑상선기능 상승 등) 때문이 아니며 무드장애, 정신적 장애 또는 발달장애 기간에 독점적으로 나타나지 않는다.

외상 후 스트레스 장애

외상 후 스트레스 장애(post-traumatic stress disorder, PTSD)는 외상적 사건 후 수 주에서 몇 달 동안 지속되는 사건에 대한 생각과 상기시키는 것들에 대한 강한 신체적 · 정서적 반응이다. 표 15-5는 외상 후 스트레스 장애와 관련 있는 증상을 요약한 것이다(주의: 이런 증상들의 기간이 한 달 이상이어야 한다.).

표 15-5 외상 후 스트레스 증상 범주

범주	증상
안도함	• 플래시백(생생하게 회상되는 과거사) • 악몽 • 죄책감 • 해(harm)에 대한 극도의 불안 • 감정이 멍해짐 • 통제할 수 없는 흔들림 • 심계항진증과 한기 • 긴장성 두통
회피	• 외상과 관련 있는 활동, 장소, 사고 또는 감정으로부터 멀리 떨어져 있음 • 분리된 느낌 또는 사람들과 멀리 떨어져 있는 느낌
각성이 됨	• 지나치게 경계하고 쉽게 놀람 • 잠들기 어려움 • 성을 잘 내거나 분노 폭발 • 집중력이 떨어짐
기타	• 공황장애 • 자살사고 및 느낌 • 마약남용 • 격리되거나 사람들과 멀리 떨어져 있는 느낌 • 일상 업무를 완성할 수 없음

상상하여 느끼는 외상

상상하여 느끼는 외상(이차적 외상, 동정피로; compassion fatigue)은 일차적인 외상 사건을 통하여 외상에 간접적으로 노출되는 것으로 정의한다. 생존자가 외상 사건에 대해 생생하게 다시 말하는 것과 임상가의 정서적 반응이 악몽, 우울, 불안, 소진 또는 무감각 그리고 끼어드는 사고로 특징이 나타나는 외상 후 스트레스 장애의 유형을 초래한다(표 15-6).

표 15-6 상상하여 느끼는 외상

문제와 염려	간호
• 사람들의 고통에 노출되고 과다 업무의 신체적 · 정신적 영향 • 신체적 스트레스 증상 경험 • 점점 화를 더 냄 • 우울함 • 지나치게 관여하거나 비생산적임 • 의사결정 또는 집중의 어려움과 같이 인지적 영향을 보임	• 분명한 명령 사슬과 보고 관계를 세운다. • 12시간 근무하고 12시간 쉴 수 있도록 한다. • 배정된 장소에 적절한 전략과 중재 목표를 분명하게 정의한다. • 지지할 친구 시스템을 설치하고 스트레스 반응을 모니터한다. • "잘 했어요."라고 자주 말해주고 지지와 관용의 긍정적 분위기를 만들어준다. • 근무자의 기능을 정규적으로 사정한다. • 일의 스트레스의 상중하로 분리하여 근무자를 교대한다. • 업무로부터 휴식을 취한다. • 근로자의 스트레스 증상과 징후 그리고 집단대치 전략을 교육한다. • 개인과 집단에게 디브리핑을 해주고 긴장완화를 하도록 한다. • 신체운동과 근육 스트레칭을 격려한다. • 영양가 있는 음식을 먹도록 격려한다. • 일차 사회적 지지자와 연락을 유지한다. • 심호흡으로 몸의 긴장을 감소시키고 집중해서 걷기와 명상으로 마음을 가라앉힌다. • 감정과 반응에 대해 동료와 이야기한다.

기밀성

사람을 돕는 것은 특권 자리에 있는 것이다. 도움이 필요한 생존자를 돕는 것은 문제, 염려, 불안 때때로는 일신상의 자상한 것까지 공유하는 것이다. 특별한 공유는 신뢰, 상호존중 그리고 대화하는 모든 내용은 사적이며 기밀성(confidentiality)을 유지할 것이라는 분명한 이해가 있어야 이루어진다. 도움을 받는 사람의 동의 없이 어느 곳에서도 공유한 것들을 나누어서는 안 된다(그 사람이 자신이나 타인에게 위험을 일으킬 것이라고 판단하는 극도의 응급상황은 제외). 생존자에 대한 존중과 신뢰를 유지함으로써 돕는 자로서 특권을 지속적으로 사용할 수 있다.

정신건강 의뢰

표 15-7에 있는 증상들이 한 개 이상 나타났을 경우 정신건강 전문인에게 의뢰해야 한다.

표 15-7 정신건강 전문인에게 의뢰해야 할 증상 목록

지남력 없음	• 멍하게 있음 • 기억력 상실 • 시간과 날짜, 자신이 있는 장소에 대해 모르고 지난 24시간의 사건을 기억할 수 없으며 무슨 일이 일어나고 있는지 이해하지 못함
우울	• 절망과 희망이 없다는 느낌이 퍼짐 • 가치가 없고 부적절하다는 느낌을 떨칠 수 없음 • 타인으로부터 위축 • 생산적 활동에 참여하지 못함
불안	• 지속적으로 날을 세움 • 쉬지 못함 • 불안해함 • 잠을 못 잠 • 악몽에 놀람 • 되뇌임과 끼어드는 사고 • 또 다른 재난에 대한 편집증적 두려움 • 재난에 대해 지나치게 반복함
정신질환	• 없는 소리를 들음 • 없는 것을 봄 • 망상적 사고 • 생각과 사고에 지나치게 빠져 있음 • 뚜렷한 말의 긴박감(예: 말 내용이 지속성이 없이 빨리 말함)
자가간호 능력이 없음	• 식사, 목욕하기 또는 옷 갈아입기를 할 수 없음 • 일상생활을 할 수 없음
자살 또는 타살 사고 또는 계획	• 죽음에 대해 지나치게 생각하거나 말함 • 알코올 또는 약물을 문제될 정도로 복용함 • 계속해서 마약이나 음주에 대해 생각하고 말함 • "정상"보다 더 많이 마약과 술을 복용함
약물과 술 복용 문제	• 마약이나 술을 감춤 • 식사하지 않음
가정폭력, 아동학대 또는 노인학대	• 차분하지 못함 • 흥분함 • 화를 잘 냄 • 때리고 싶은 충동

잠정적 위험 집단

지역사회마다 인구학적 구성, 문화적 차이 그리고 재난에 대한 선 경험 등이 다르므로 재난으로 영향을 받는 각 지역사회는 외상적 사건에 대한 반응이 다르다. 특히 다음과 같은 집단은 재난 대처에 병약한 집단으로서 특별한 관심을 필요로 한다.

- 연령 그룹
- 문화적 민족적 집단
- 심각하고 지속적인 정신질환 환자
- 집단 시설에 있는 사람들
- 대민 봉사 및 재난 구조 근로자

연령 그룹

각 연령 그룹은 재난 스트레스에 이들만의 독특한 방법으로 유약하며 다른 집단과 다르게 치료해야 한다. 재난 스트레스 반응은 응급상황 후 나타나며 정신적 외상으로 나타날 수 있는 발현 증상을 잘 알고 있어야 한다.

표 15-8은 다양한 연령층에서 나타날 수 있는 재난 반응과 도움이 될 간호조치에 대해 서술하였다.

문화적 민족적 집단

표 15-9는 문화와 민족성과 관련 있는 문제와 염려뿐만 아니라 적절한 간호조치를 서술한 것이다.

심각하고 지속적인 정신질환 환자

재난에서 생존한 대다수의 정신 질환자들은 가장 필요한 서비스가 흐트러지지 않는 한 재난 후에도 기능을 잘한다. 이 사람들도 "상황을 버티는(rise to the occasion)" 역량이 있으며 재난의 직접적인 여파 기간 동안 잘 기능한다. 그러나 평상시에도 겨우 기능을 해온 집단은 재난 후 다시 평정심을 찾기까지 부가적인 정신건강 지지 서비스와 약물 복용 또는 입원이 필요하다. 스트레스 외상 후 증후군으로 진단받은 생존자들은 선행 외상 사건과 관련하여 재난 자극원(예: 헬리콥터, 사이렌) 등으로 말미암아 증상이 악화될 수 있다.

표 15-8 연령에 따른 재난 반응과 간호

연령	문제와 염려	간호
1~5	• 부모에게 매달리거나 손가락을 빨거나 이불에 소변 보는 것을 재개함 • 어두움을 두려워함 • 혼자 자는 것을 피함 • 우는 빈도가 증가함 • 식욕저하 • 복통 • 메스꺼움 • 악몽 & 수면장애 • 언어장애 • 틱 • 불안, 공포 • 화를 잘 냄, 분노 터뜨림 • 슬픔, 위축	• 신체적 안위와 언어적 확신을 준다. • 편안하게 취침하도록 해준다. • 불필요한 분리를 피한다. • 일시적으로 아동이 부모와 같이 자도록 허용한다. • 상실에 대한 표현을 하도록 격려한다 (예; 사망, 애완견, 장난감 등). • 재난 외상에 방송매체 노출을 모니터한다. • 놀이 활동을 통하여 감정을 표현하도록 격려한다.
6~11	• 학업 수행의 감소 • 가정이나 학교에서 까닭없는 적대행위 • 과다 행동 또는 바보스러운 행동 • 잉잉거리고 달라붙으며 나이어린 아동같이 행동함 • 부모 관심을 놓고 어린 동생과 경쟁이 커짐 • 식욕 변화 • 두통 • 복통 • 수면장애, 악몽 • 등교 거부 • 친구, 가족의 활동에서 빠짐 • 분노가 돌출함 • 집착적으로 죽음에 마음을 빼앗김	• 부가적인 관심을 주고 챙겨준다. • 일시적으로 가정이나 학교에서 수행에 대한 기대를 낮춘다. • 부드럽게 수용할 수 없는 행동에 제한을 가한다. • 가정에서 잔심부름 그리고 재활활동을 강요하지 않으나 구조화시킨다. • 감정이나 생각을 놀이나 말로 표현하도록 격려한다. • 재난 사건의 반복되는 말을 청취한다. • 가족 응급도피 훈련과 응급구조 물품을 준비하는 데 아동을 참여시킨다. • 미래 재난을 위해 안전한 방법을 연습한다. • 위험에 처한 아동을 확인하기, 준비계획, 재난에 대한 교육, 표현하는 활동, 아동친구들의 지지를 위하여 학교 재난 프로그램을 조정한다.
12~18	• 학업 수행의 감소함 • 학교나 가정에서 거역함 • 재난 전 책임지던 행동을 거절함 • 무감각 및 에너지 수준이 감소하고 흥분함 • 비행 행동	• 부가적인 관심을 주고 챙긴다. • 일시적으로 가정이나 학교에서 수행 기대치를 낮춘다. • 또래나 의미있는 어른과 재난경험에 대해 대화하도록 격려한다. • 부모와 감정을 토론하도록 고집하지 않는다.

표 15-8 연령에 따른 재난 반응과 간호(계속)

연령	문제점과 염려	간호
12~18	• 사회적 위축 • 식욕변화 • 두통 • 소화장애 • 피부발진 • 애매한 통증과 동통을 호소함 • 수면장애 • 또래집단 활동, 취미 그리고 레크리에이션 활동에 흥미 상실 • 슬픔과 우울 • 권위에 저항함 • 무력감과 부적절함에 대한 감정	• 신체적 활동을 격려한다. • 미래 재난을 대비하기 위해 가족 안전을 위한 방법 연습한다. • 사회활동, 운동, 동아리활동을 재개한다. • 지역사회 재활과 안정찾기에 참여하도록 격려한다. • 디브리핑과 또래 지지, 준비할 것 계획하기, 지역사회 회복을 위한 자원, 위험에 처한 10대를 파악하고 학교 프로그램을 조정한다.
성인	• 수면장애 • 재난을 상기시키는 것을 회피함 • 과도한 활동 수준 • 쉽게 울음 • 가족과 갈등이 커짐 • 지난친 경계 • 고립과 위축 • 피로와 탈진 • 소화장애 • 식욕 변화 • 신체적 불평 • 만성질환의 악화 • 우울, 슬픔 • 화를 잘 냄, 화냄 • 불안과 두려움 • 절망과 가망 없음 • 죄책감, 자기의심 • 감정 변화 잦음	• 재난 경험에 대하여 상세히 이야기하도록 기회를 만들고 지지적으로 경청해준다. • 문제해결과 우선순위 정하는 것을 돕는다. • 가족구성원들이 효과적으로 기능하고 의사소통을 잘 하도록 촉진하기 위한 도움 제공한다. • 적용이 될 때 사정하여 의뢰한다. • 재난 스트레스와 대처, 아동과 가족의 반응에 대한 정보 제공한다.
노인	• 위축과 격리 • 집에만 있으려고 함 • 활동 제한 • 재배치된 곳의 적응 문제 • 만성질환의 악화 • 수면장애	• 강하고 지속적인 언어 재확신시킨다. • 오리엔팅 정보 제공한다. • 보고하지 않은 문제가 있을 수 있으므로 다양한 사정방법을 사용한다. • 소유물 회복을 돕는다. • 경제적 · 의학적 도움을 받도록 돕는다.

표 15-8 연령에 따른 재난 반응과 간호(계속)

연령	문제점과 염려	간호
노인	• 기억문제 • 신체적 증상 • 저체온과 고체온에 감수성 증가 • 신체적 · 감각적 제한(시력 및 듣기)의 회복 방해 • 우울, 상실에 대한 절망 • 무감동 • 혼돈과 지남력 상실 • 의심 • 흥분과 화냄 • 시설에 입원하는 것에 대한 두려움 • 낯설은 환경에 대한 불안 • "정보지"를 받는 것에 대한 부끄러움	• 가족과 사회 연락을 재개할 수 있도록 도와준다. • 적절한 거주지 재배치에 특별한 관심을 표현한다. • 감정표현과 재난 상실을 토론하도록 격려한다. • 재난 보조를 제공하고 의뢰하도록 촉진시킨다. • 담당자가 필요 시 이동, 심부름 서비스, 식사 프로그램, 가정건강, 가정방문 등에 참여하도록 돕는다.

표 15-9 재난 반응에서의 문화와 민족성

문제와 염려	간호
• 사회경제적 상태 • 언어장벽 • 선행 경험 때문에 정부 프로그램에 대한 의구심 • 외부 간섭이나 도움 거절 • 다른 문화적 가치	• 문화적으로 민감해야 한다. 사상자들의 일차적인 언어로 정보와 응모 절차가 번역되어야 하고 문서가 아닌 형태로도 제공되어야 한다. • 리더와 사회사업가로부터 그들이 봉사하는 사상자들의 고유한 문화적 규범과 전통, 지역 역사 및 공동체 정책을 배운다. • 신뢰하는 조직과 서비스제공자 및 공동체 리더들과 업무관계를 형성하는 것은 이들의 수용성을 높인다. • 진술된 계획을 존중하고 잘 고지하며, 의존적으로 따른다.

일반 사람들을 위해 고안한 재난 정신건강 서비스의 범위는 정신질환자에게도 똑같이 유익하다. 재난 스트레스는 모든 사람들에게 영향을 미친다. 재난 구조자와 같은 근로자들은 어떻게 정신질환자들이 재난 도움을 받고 있는지, 재난 보조 및 그리고 필요한 곳의 접근성을 높이는 연결성 촉진에 대해 잘 알고 있어야 한다.

집단 시설에 있는 사상자

표 15-10은 집단 시설에 있는 사상자와 관련한 문제와 염려 및 이에 적절한 간호에 대해 설명한다.

표 15-10 집단시설에서 사상자를 위한 재난 구조

문제점과 염려	간호
• 불안 • 공황 • 케어를 필요로 하는 사람의 제한된 이동성과 의존성의 결과로 의기소침함 • 대피와 재배치에 대한 두려움 • 생존을 위한 의료자원 또는 케어를 위한 타인 의존성이 사상자의 불안과 두려움을 높임 • 물리적 환경과 돌봄제공자 및 일상적인 것의 변화는 매우 어려울 수 있음	• 익숙한 일상적인 활동을 재설립한다. • 재난 경험에 대해 말할 수 있는 지지적 기회를 제공한다. • 사랑하는 사람과 연락을 할 수 있도록 돕는다. • 재난에 대한 반응과 대처에 대해 정보를 제공한다.

CHAPTER 16

재난현장

Disaster Settings

주요 정보

대피소에서 근무하는 간호사는 대피소에 있는 사람들의 요구를 사정하고, 이들을 위해 24시간 건강관리를 제공해야 한다.

개요

재난 발생 전, 중, 후와 같은 다양한 환경에서 간호사는 케어를 제공한다. 미국 적십자사는 빈번하게 대피소를 세운다. 서비스센터는 일반적으로 재난 발생 후에 설립하지만, 서비스가 시작되기 전에 건강돌봄과 일차 구조 및 필요한 물건이나 기구를 구입한다. 다음은 재난간호 영역과 관련한 다양한 영역을 제시한 것이다.

- 응급구조실
- 응급작전센터
- 가족지원센터
- 가정 또는 병원 방문
- 구제활동
- 전화 뱅킹과 긴급직통전화
- 배급소
- 휴식센터
- 재상봉/가족접견센터
- 서비스센터
- 대피소
- 집합장소
- 임시 시체 안치소

응급구조실

응급구조실은 속성-구조, 임시, 이동 또는 고정된 곳이므로 재난 발생지의 중심부에 설치한다. 응급구조팀은 의사, 응급구조사, 간호사, 사례관리자 그리고 정신과 전문인으로 구성되어 있다. 환자 안정화와 기본 구급이 제공되고 나면 중증도 분류와 타 의료시설로 이송시킨다.

응급작전센터

지속적인 정신건강지지 서비스가 응급작전센터(emergency operations center, EOC)에 설치되어야 한다. 대단위 재난의 후유증에서 응급작전센터는 혼란스럽고 스트레스받는 환경인데, 이는 지역과 기타 조직의 재난 기획자와 관리인들이 재난 구조 대처를 준비하고 있기 때문이다.

가족지원센터

가족지원센터(family assistance centers, FACs)는 대단위 사상자가 발생한 재난 사건 시에 개설된다. 이 센터는 이런 재난 환경에 처한 사람들의 요구를 충족시키려는 노력으로 정신건강서비스, 영적 케어, 대중 케어(식사), 건강 검진자, 재난 구조기관 등 다양한 서비스를 제공한다. 그리고 기타 지역, 지방, 정부 기관들은 재난 현장에서 서비스를 제공한다. 가족지원센터는 재난현장으로부터 떨어진 곳에 설치되지만 많은 경우 가족들이 재난 현장 방문을 요청할 것이며, 추도예배를 계획할 것이므로 가족지원센터는 이런 활동을 할 수 있도록 가까운 곳에 설치하도록 한다.

가정 또는 병원 방문

사상자가 서비스센터를 못 오면 도움을 주기 위하여 가정 방문 또는 병원 방문하여 지원해 준다. 간호사는 생활 상태를 평가하고 건강 지원해 주거나 사망과 관련한 재난이 있을 때 지원해 준다(예: 위로 전화 등).

구제활동

가정방문과 유사하게 구제활동의 목적은 재난의 영향을 받는 지역에 있는 사람/사상자를 만나 필요한 물건과 서비스를 공급하고, 지역사회를 사정한다. 재난구조팀은 구조실이나 서비스센터를 방문할 수 없는 사상자들을 만나기 위하여 지역사회에 의료팀을 분산시킨다.

사상자들을 재난 동안 여러 장소 또는 타 도시로 대피시킨다. 사상자들은 자신들의 집으로 즉시 돌아올 수 없거나 서비스센터로 도달할 수 없다.

전화 뱅킹과 긴급직통전화

지역사회는 재난 구조 서비스와 대단위 재난 후 자원의 유용성에 대한 수 많은 질문에 대해 응답하기 위해 전화 뱅킹과 긴급직통전화를 설치하기를 원한다.

재난 후 첫 수시간 또는 며칠 동안 건강관련 염려와 문제에 대한 답변을 하고, 대량 음식 분배 또는 대피소에 대한 정보를 제공하며, 실종된 가족들의 위치 추적을 위하여 긴급 전화가 폭주할 수 있다.

보급처

보급처는 지역, 지방 또는 정부 공중보건 기관이 대중의 건강이 응급상황에 처해 있다고 판단할 때 설치될 수 있다. 이런 센터들은 약물의 대량 배분을 위하여 설치되며, 대량의 약물 보급 또는 질병 예방을 위한 노력으로 예방주사를 보급하거나 모든 전염병의 전파 또는 전염병의 전파를 최소화 또는 기타 대중 건강 위험요인을 최소화시키기 위하여 노력한다.

휴식센터

휴식센터는 첫 구조자들이 쉬고 식사하고 옷 갈아 입고 기타 기본적인 지지 서비스를 받는 곳이다. 휴식센터를 개설하기 위한 결정은 장기적인 구조와 복구 노력이 필요하다는 증거가 있을 때 개설 결정을 내린다. 휴식센터는 재난의 직접적인 영향을 받는 곳과 가까운 곳에 배치한다.

재상봉/가족접견센터

재상봉/가족접견센터는 시민 폭동, 비행사고 또는 가족이 분리되어야 할 기타 재난 발생 시와 같은 재난 현장에 가까이 위치한다.

가족접견센터는 대량 사상자와 사망자가 발생하는 재난 직후에 개설된다. 이런 재난 후 사람들은 탈출 과정 동안 헤어졌거나 재난에 관여된 가족이나 사랑하는 사람을 찾으려고 노력할 수 있다. 더 구조화되고 잘 운영될 가족지원센터가 개설될 때까지 임시 처소를 개설한다. 가족접견센터는 재난에 관련 있는 사랑하는 사람이나 가족을 찾으려고 사람들이 도착한 곳으로 직접 재난 현장과 근접한 곳에 설치한다.

서비스센터

서비스센터는 건강서비스와 정보 및 재난 영향을 받은 사람을 의뢰하는 곳으로 중앙에 위치한다. 서비스센터는 대단위 사람들에게 편리한 기타 장소나 대피소 내에 위치한다.

간호사들은 서비스센터에서 건강서비스와 사정을 제공해 줄 것을 요청받을 수 있다. 응급 또는 급한 헬스케어 요구를 제공하는 것뿐 아니라 서비스센터의 위생 상태와 안전유지도 해달라고 요청받을 수 있다.

서비스센터는 지역, 지자체 또는 재난 생존자의 일차적 요구를 충족시키기 위한 재난 구조 기관들을 개설한다. 이런 센터들은 임시 거처 또는 재난 생존자들의 즉각적인 요구, 즉 음식, 옷 그리고 세면도구를 제공하거나 임시거처를 제공한다.

대피소

대피소는 재난으로 위협받거나 영향을 받은 사람들을 위한 임시, 단기 응급 거처이다. 대부분 적십자사는 재난 지역의 교회와 학교 및 기타 기관과의 파트너십을 형성하여 재난 지역에서 즉시 필요한 것들을 제공하기 위해 대피소를 제공한다. 즉시 필요한 것은 음식과 물, 대피소 및 안전이다.

대피소에 근무하는 간호사들은 대피소 거주자들의 요구를 사정해야만 하고 그 곳 거주자들에게 24시간 건강돌봄을 제공한다. 아프거나 외상을 입은 사상자들은 해당지역 의료시설 또는 지역 의료전문인들에게 의뢰하고, 즉시 일차 생명구조가 필요한 사람들은 대피소에서 케어를 받아야 한다. 재난 사상자들은 휠체어나 크러치 같은 보조기구 또는 약물 교체가 필요할 수 있다. 간호사는 대피소 구조팀의 구성원으로서 대피소 관리자 그리고 지역 약물 보급처 그리고 대피소에서 필요한 중요한 기타 주요 도구를 구하기 위해 협동해야 한다.

피난처에서 부가적인 간호 책임은 환자/사상자 교육을 하고, 사용한 주사바늘의 적절한 폐기 방법을 알며(예: 당뇨병, 다발성근경화증 관절염 등의 환자가 사용한 주사기와 주사바늘), 위험한 물질을 인식하고 특별한 식이가 필요한 사상자를 돕고 대피소의 위생을 관리한다.

집합 장소

집합 장소(staging area)를 재난의 영향이 있을 장소와 가능한 근접한 곳에 개설함으로써 일차 구조자와 기타 의료인들이 재난 현장으로 속히 파견될 수 있어야 한다.

상당한 자원자가 필요한 대단위 재난 사건에서 자원자 집합 장소는 특정한 재난 구조 기관 또는 지역, 지방 그리고 국가 기관에서 개설한다. 전형적으로 자원자 집합장소에서 활동은 정신건강 또는 건강서비스와 같은 특별한 기술이 필요한 사람들의 자격을 확인하고 특정 근무를 해야 하는 자원자들을 등록하는 일을 한다. 자원자가 가장 필요한 서비스 지역에 배치될 것이라는 것을 아는 것은 중요하다. 자원자가 선호하는 곳이 있을지라도 구조에 대한 요구는 자원자가 융통성있게 대처하기를 요구할 것이다. 생존자 또는 구조자는 건강보건차원에서 모두 중요하다.

임시 시체 안치소

임시 시체 안치소가 설치될 때 간호사는 주요 팀 구성원이다. 임시 시체 안치소는 9월 11일과 같은 테러공격 또는 오클라오마 폭탄사건과 같은 대단위 재난 후에 설치된다. 재난 후 간호활동에서 가족구성원과 친구를 위하여 사정하고 케어를 제공하는 것은 중요하다.

일반적 대피소에서의 간호 책임

질문해야 하는 내용

- 어떻게 외상과 질병이 발생하였는가?
- 언제 외상과 질병이 발생하였는가?
- 재난 때문에 질병 또는 위생이 발생하였거나 악화되었는가?
- 의료보험, 메디케어나 메디케이드가 있는가?
- 추후관리가 필요한가(물리치료, 진료를 위한 방문)?
- 반창고, 의료기구 또는 처방이 필요한가?

옹호

- 사상자에게 의사결정에 적극적으로 참여하도록 격려한다.
- 재난 구조자들이 재난 상황을 잘 처리할 것이라고 사상자에게 확신을 준다.
- 추후관리 예약을 잡을 수 있도록 사상자를 돕는다.
- 처방 비용 또는 기부금으로 감면혜택을 받을 수 있는지 탐색한다.
- 붕대를 입수할 수 있다면 현물 지급 기부를 이용한다.

안경 또는 콘택트 렌즈

- 눈 관련 보험이 있는가?
- 담당 안과의사가 있는가?
- 진료실이 어디인가?
- 가장 최근에 안과 진료를 언제 받았는가?
- 여분의 안경을 가지고 있는가?
- 렌즈를 잃어버렸을 경우 같은 돗수의 안경을 가지고 있는가?

의치 또는 치아 부분 브릿지

- 의치가 어떻게 되었는가?
- 보험을 들었는가?
- 치과의사의 이름은 무엇인가?
- 어디에 그 치과가 위치하는가?
- 언제 의치나 부분 브릿지를 받았는가?

보철기구 또는 영구적 의료 장비

- 크러치, 휠체어, 보철이 어떻게 되었는가?
- 재난으로 인하여 이런 보조 장비를 사용하게 되었는가?
- 언제, 어디서 이런 보조 장비를 받았는가?
- 이런 항목에 대해 보험혜택을 받았는가?
- 공급처 주소와 이름은 무엇인가?
- 이런 기구들이 임시 또는 영구적으로 필요한가?
- 수리할 수 있는가?

CHAPTER 17

대단위 예방주사실

Mass Immunization Clinics

주요 정보

대피소에서 근무하는 간호사는 대피소에 있는 사람들의 요구를 사정하고 이들을 위해 24시간 건강관리를 제공해야 한다.

개요

재난 시 예방처치 그리고 예방주사를 맞아야 할 대단위 사상자들을 통제하기 위하여 클리닉을 개설해야 할 필요가 있다. 이 클리닉에서 간호사들은 사상자들의 사전 스크리닝 과정에서부터 예방주사 과정까지 신속하고 효율적으로 사상자들을 지휘할 수 있다. 간호사들은 클리닉 행정 분야에서 주요한 역할을 할 것이며 클리닉 간호관리자, 진료 선별자, 전문간호사 그리고 예방주사 투약자 등 다양한 역할을 수행할 것이다.

클리닉 설치장소

설치장소는 응급한 상황 시 클리닉으로 사용할 수 있는 곳으로, 재난에 노출되었거나 잠정적으로 노출된 대단위 사상자들에게 예방주사 그리고 예방투약을 할 수 있는 병원이 아닌 장소이다.

클리닉 위치는 수백에서 약 수천 명의 사상자를 수용할 수 있는 곳으로, 클리닉 규모를 근거로 일차적으로 선택한다[(사상자/시간)=(간호사 숫자)×(20–사상자 60명/시간)]. 외형적 구조와 크기 그리고 화장실, 책걸상을 사용할 수 있다는 측면에서 대부분 학교를 선호한다(예: 주차장, 긴 복도, 큰 교실, 카페테리아, 개인사무실 등). 지역 대학교 내, 실내 스포츠실 그리고 기타 시설들도 클리닉 장소로 활용할 수 있다. 재난 지역 고용인들이 직원들과 직원 가족 구성원들에게 예방접종을 투약하기 위하여 예방접종실을 설치할 수 있다.

최근 어떤 공중보건실은 'drive through' 예방주사 모델을 대안으로 설치하였고, 성공적인 것으로 증명되었다. 비 재난 지역에서 이 모델 적용의 장점은 주차장, 예약, 긴 대기 선에서 기다림 그리고 험악한 날씨와 같은 예방주사 접종을 방해하는 장애물이 없다는 것이다. 'drive through' 예방주사 모델에서 세 가지 간호 역할은 선별하기, 예방주사약 빼기, 예방주사 주기이다. 또한 교통

혼잡을 피하기 위하여 지역 교통규제가 필요할 수 있다.

예방접종 우선순위/예방약 투약하기

표 17-1에는 예방접종과 예방약 투약하기의 우선순위가 있다.

표 17-1 예방접종과 예방약 투약하기의 우선순위

우선순위	집단	설명
1	인력 배치	건강돌봄제공자와 공중보건 관련자는 예방약 투약하기와 예방주사 분배에 참여한다.
	사상자와 직접 만나는 요원	평가, 케어 또는 질병이 확진된, 의심되는, 걸렸을 가능성이 있는 사상자의 이송에 참여한다.
	검사실 요원	질병을 확진받은, 의심받는, 걸렸을 가능성이 있는 사상자들의 검사물 채취와 처리과정에 참여한다.
	공동체 안전과 보안에 책임이 있는 요원	경찰 그리고 소방대원
	감염원에 노출될 가능성이 높은 집단	세탁물 처리자와 의료폐기물 처리자
	공동체의 필수적인 서비스를 제공하는 매우 숙달된 요원	원자력발전소, 전화 그리고 고압송전 시스템 가동 요원들
	첫 구조자에 노출된 사람	가족, 친구 그리고 친척
2	케이스를 면대면 접촉함	

예방접종과 예방 클리닉 흐름

예방클리닉은 9개가 있으며 자세한 설명은 다음과 같다.

1. 스크리닝 전
2. 일차 스크리닝
3. 중등도 분류실
4. 통역실
5. 원무과 및 등록실
6. 예방/예방주사약 준비실
7. 예방/예방주사실
8. 임산부실
9. 선행질병 · 부작용사정실

스크리닝 전

- 현저한 질병 징후가 있어서 스크린하기 위해 클리닉에 온 사상자들을 관찰한다.
- 응급 의료서비스의 표준 주의사항과 Hazmat 가이드라인을 준수한다.
- 증상과 질병이 있는 사상자는 곧 바로 병실로 가도록 한다.

일차 스크리닝

- 예방적 투약/예방주사를 맞을 수 있는지 적절성을 파악한다.
- 적절성을 결정하는 데 필요한 모든 정보 또는 의뢰, 신분, 주소 등을 검토한다.

중증도 분류실

- 다음 기준에 맞춰서 사상자의 상태에 따라 적절한 곳으로 이동하도록 지시한다.
  - 임산부는 임신부실
  - 건강한 사람은 통역실
  - 이전 예방(prophylaxis)/예방접종 기록이 있는 사상자들은 예방주사실에서 나가서 부작용사정실로 이동시킨다.

- 예방접종과 예방약을 받는 사람에게 정보를 나눠준다.

통역실

건강한 모든 사람들은 예방접종과 예방약을 받아야 하고, 다음 사항을 위하여 통역실(interpretation station)로 이동하게 된다.

- 상담을 하고 가장 최근 정보를 검토한다. 특히 영어가 모국어가 아닌 사상자의 경우 쌍방 의사소통을 해서 동의서를 받는다.
- 여성 사상자에게 임신 여부나 임신 상태를 묻는다. 만일 임신했다고 하면 임산부실로 보낸다.
- 질병관리본부의 가장 최신 권장사항에 따라 투약과 예방접종 전, 주의사항과 금기사항을 설명한다.
- 사상자를 원무과와 등록실로 보낸다.

원무과 및 등록실

사상자의 정보를 증명하는 곳이다.

- 사상자의 정보와 정보진술에 대한 기록 날짜를 검증한다.
- 클리닉에서 요구한다면 예방/예방주사 동의서를 위해 사상자 정보를 사용할 수 있다.
- 서명을 받은 후, 사상자로부터 정보를 검증받고 예방/예방주사실에 의뢰한다.
- 서명하는 서류는 환자의 정보(예: 성명, 생년월일, 주소, 전화번호 등), 클리닉 정보(예: 이름, 주소, 연락할 수 있는 사람, 연락번호, 국가 등) 그리고 예방주사 정보(예: 날짜, 고유번호, 예방주사 점검 등)가 기록된다.

예방/예방주사약 준비실

- 스태프가 예방주사약을 주사하기 위하여 준비한다.
- 스태프가 패키지 약을 개별 용량으로 다시 봉지에 넣는다.
- 공급처 관리자 또는 약국 관리자가 예방/예방주사약을 중앙 품목 기록지에 기록하여 관리한다.

예방/예방주사실

사상자들이 이 곳에서 예방/예방주사를 접종하는 곳이다. 종사자는 다음과 같은 단계를 취한다.

- 예방/예방주사를 투약하기 전에 상담을 한다.
- 예방/예방주사 투약에 대한 기록을 한다.
- 약 복용을 처방 받은 날짜 대로 빠짐없이 잘 복용하는 것의 중요성을 설명하거나 예방주사의 추가 접종 여부를 교육한다. 사상자에게 투약 여부를 날짜별로 추적할 수 있도록 상기시켜주는 절차를 알려준다.
- 첫 번째 약물이나 예방접종으로 인한 부작용이 발생하는 경우 응급기구와 처방없이 구입할 수 있도록 하는 상비처방(standing order)을 이용할 수 있도록 한다.

임산부실

- 산전진찰 제공자를 정한다.
- 필요 시 임신 중 특정 예방 접종 금기에 대하여 상담을 해준다.

선행질병 · 부작용사정실

예방/예방주사를 접종하고 현행 질병의 기왕력이(발진 또는 뚜렷한 질병 징후들) 있는 사상자와 예방/예방주사 선행기록 등을 의사나 전문간호사가 평가할 수 있도록 선행질병 · 부작용사정실(Problem station)로 의뢰해야만 한다.

- 만일 필요하다면 발진이 있는 사상자를 최대한 빨리 가장 가까운 시설에 이송하여 다른 사상자들에게 노출되지 않도록 한다.
- 사례조사 문서에 기록을 한다.

그림 17-1은 사상자가 예방주사실로 가는 길을 안내하는 흐름도이다.

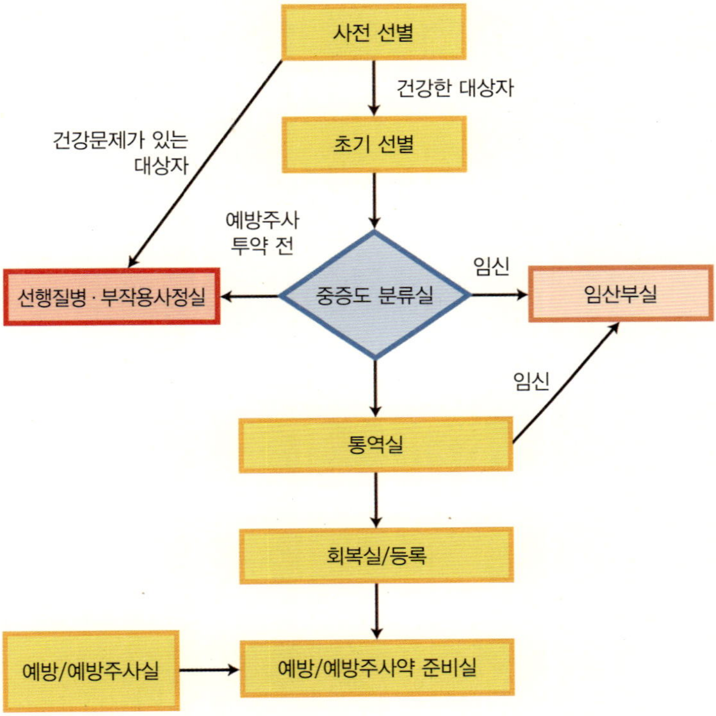

그림 17-1 사상자가 예방주사실로 가는 길을 안내하는 흐름도

CHAPTER 18

법적 적용

Legal Implications

주요 정보

- 보건법은 지방에 따라 다르다. 가장 정확한 보건법은 거주지의 보건 조직을 검색하도록 한다.
- 모델 국가 비상 건강 권력에 대한 법(Model State Emergency Health Powers Act, MSEPHA), 일단 공중 보건 응급상황이 선포되면, 시장은 해당 지역의 의사, 간호사, 약사 그리고 모든 기타 의료인에게 사상자를 치료할 것을 명령할 권한이 있다.
- 어떤 주는 선한 사마리아인 법을 적용하고, 이 법은 응급상황에서 케어를 제공하였을 때 의료전문인의 책임을 제한한다.

개요

법은 간호사가 수행해야만 하는 전문인으로서의 의무에 대한 규칙과 규제에 대한 것이다. 법은 법령(statute), 규제, 항소법원의 결정 등 여러 출처로부터 올 수 있다. 예를 들어, 법적으로 간호사는 특정 질병이 발생한 경우 질병관리본부(Centers for Disease Control and Prevention, CDC)와 같은 관련 기관에 보고해야 할 의무와 같이 확실한 행동을 취하도록 정하고 있다. 이러한 요구사항을 지키지 않는 경우 법적으로 형사처벌을 받게 된다. 법적으로 정부 공직자는 간호사에게 특정 환경에서 금기사항과 의무사항 등을 명령할 수 있는 권한을 가지고 있다. 법이 간호사로서 적절한 돌봄을 제공하지 못하였을 경우, 민사적 책임을 지도록 하는 것과 같이 간호사가 지켜야 할 특정한 책임을 만들어 낼 수 있다. 전문간호사는 재난 상황에서 취해야 할 적절한 행동에 대해 의문이 발생하면 서면화된 규칙과 규제를 참고로 하는 데 익숙해야 한다.

지역 경찰 권력

지역이나 국가는 자연 발생적인 전염질환뿐만 아니라 국제 테러 위협으로부터 대중의 건강을 보호할 책임과 권한이 있다. 이런 권한은 고유한 "경찰 권력"에서 유래하여 수 차례의 수정을 거쳐 지방에 그 권한을 부여한 것이다. 이와 같은 경찰 권력을 사용한 결과, 지역은 법을 가동시키고 건강, 안전 그리고 시민의 안녕을 보호하기 위하여 규제를 촉진시키는 권한을 갖는다.

이런 법들과 규제 중에서 격리와 방역, 예방접종을 강제적으로 접종하도록 명령할 수 있고 건강돌봄제공자가 질병을 보고하고 새로이 발생하는 질병을 수집하며 결핵과 같이 전염성이 높은 질병의 치료를 강요할 수 있다. 2002년 모델 국가 비상 건강 권력에 대한 법은 공중보건 인프라를 더욱 강화시키기 위하여 시행되었다. 모델 국가 비상 건강 권력에 대한 법은 다음과 같이 5가지 기능이 있다.

1. 준비
2. 감시
3. 보건의료 물품의 적당량 공급을 위한 관리
4. 예방접종, 검사, 치료, 격리 그리고 필요시 방역을 강요할 수 있는 권력
5. 대중에게 명료하고 권위적인 정보를 제공하는 의사소통

재난현장 근무 나가기

모델 국가 비상 건강 권력에 대한 법을 비준한 지역에서 일단 공중보건 비상상태를 선언하면, 도지사는 그 해당 지역의 의사, 간호사, 약사 그리고 모든 의료인들이 사상자를 치료하도록 명령을 내릴 수 있다. 해당 지역에서 이런 사람들의 기능을 계속할 수 있는 능력 또는 인증, 면허 상태에 따라 대중에게 예방주사, 치료, 사정, 검사를 시행하거나 돕도록 요청할 수 있다. 건강돌봄제공자들이 외부 지역에서 이러한 활동을 도울 수 있도록 동원될 수 있다.

의무로서 책임

어떤 지역은 선한 사마리아 법을 실행하고 있고, 이는 응급상황에서 의료인들이 케어를 제공할 때 의료전문인들의 의무로서 책임을 제한한다.

격리와 검역

격리는 특정한 감염질환이 있는 사람을 건강한 사람으로부터 분리시켜서 감염질환 환자들의 질병이 전파되지 못하도록 활동을 제한하는 것이다. 검역은 아직 아프진 않지만 감염원에 노출이 되어온 사람들이 건강한 사람들을 감염시키지 못하도록 이들의 움직임을 제한하고 분리시키는 것이다.

질병관리본부 검역 권한

Title 42 미국 code section 264(공중보건 서비스법 361)은 국내 발생 전염병, 테러들 소행으로 인한 전염병, 외국에서 국내로 들어온 전염질환의 확산과 전파를 예방하기 위해 보건복지부 장관에게 건강과 대중서비스를 제공할 책임을 부여하였다. 이런 법령은 42 CFR Part 70와 71에서 찾을 수 있는 규정을 통하여 실행될 수 있다. 이와 같이 위임받은 권한 하에 질병관리본부는 억류시키고 의학적으로 검사하고 또는 전염질환을 전파시킬 수 있다고 합리적으로 믿는 사람들을 조건부로 풀어줄 수 있도록 권한을 부여받았다.

검역 권력을 사용하는 질병관리본부의 의도

일반적으로 질병관리본부는 자신들의 방역권에 대한 일차적 사용 권한을 지방보건당국이나 지역보건당국에게 양보한다. 지역 파트너, 지방과 협조적 근무관계 그리고 오랜 경험을 바탕으로 질병관리본부는 드물게 항구로 입국한 사건이나 시간에 민감한 상황에서 발생한 사건과 같은 경우, 노출된 사람을 검역하기 위해 정부의 권한을 사용할 것으로 예측된다.

검역할 수 있는 감염질환

정부 법은 대통령령에 따라 어떤 전염병의 경우 격리와 검역을 의무적으로 규정한다. 이에 해당하는 전염병은 다음과 같다.

- 콜레라
- 디프테리아
- 감염성 결핵
- 천연두
- 역병(plague)
- 황열
- 바이러스성 출혈성 열(예: 라사, 마르부르크, 에볼라, 크림-콩고, 남아메리카 등)
- 중증 급성호흡기 증후군(severe acute respiratory syndrome, SARS)
- 전국적으로 퍼지는 신종 또는 재발현한 인플루엔자 바이러스

예방접종

지방 정부는 의무적인 예방접종을 거부했을 경우에도 예방접종을 강요할 권한이 있다.

치료

대부분 지방정부 보건법은 성병 또는 결핵과 같은 전염성질병의 치료를 의무화하고 있다. 기타 전염병의 경우, 사람들에게 치료를 받거나 자원해서 격리 또는 방역을 할 수 있는 선택권이 주어진다.

환자 프라이버시

건강보험 개연성과 책무성에 대한 규정에도 불구하고 두 개의 규정에서 헬스케어 제공자들이 환자를 보호하는 정보에 접근할 수 있도록 허용하고 있다[45 CFR 164.512(b)]. 환자를 보호해주는 정보가 공중보건 관련자들에게 알려졌을 때 '공중보건활동과 목적을 위하여' 환자의 프라이버시가 보호되지 않을 수 있다.

거주지 법

표 18-1에 있는 질문에 당신의 주 정보를 참조하여 응답한다.

표 18-1 간호 재난과 관련한 당신의 거주지 법

법, 법령 또는 규제	거주지
나의 거주지 법은 의료검진과 검사를 명령할 수 있는가?	
나의 거주지 법은 대상자의 의사에 반한 예방주사와 치료를 명령할 수 있는가?	
나의 거주지 법은 강제로 격리와 검역을 시킬 수 있는가?	
나의 거주지 법은 공중보건과 의료관계자에게 보호한 건강정보를 접근할 수 있도록 허용하였는가?	
나의 거주지 법이 나에게 재난 지역에서 근무하라고 요구할 수 있는가?	
나의 거주지 법이 민간 법적 책임에서 나를 보호할 수 있는가?	

APPENDIX

가족의 재난대처 계획

FAMILY DISASTER PLAN

개요

응급상황 대비를 위해 취해야 할 가장 중요한 단계는 가족재난 계획을 개발하는 것이다. 여기에는 응급상황 시에 가족 중 누가 책임지고 연락할 것인가와 연락할 사람들의 연락처를 기록해 놓는 것과 응급상황을 어떻게 더 잘 준비할 수 있는가 등이 포함된다.

다음 내용들을 참조로 가족재난 대처 계획하기를 안내하고 재난 시 잘 대처하도록 준비하는 데 활용하기 바란다.

가족의 재난대처 계획

당신 거주지에 발생할 수 있는 자연재해에 대해 파악하고 어떻게 대처할 것인가를 학습한다.

당신의 거주지에 발생할 수 있는 위험

1.
2.
3.
4.
5.
6.
7.
8.

모든 전화기 옆에 다음과 같은 응급연락처 번호 목록을 붙여놓는다.

경찰서:

소방서:

지역 응급서비스:

지역 적십자사:

독극물 관리소

기타 중요한 사람들 이름과 연락처

____

____

____

가족의 응급상황 대처 계획에 대해 고용주와 학교 책임자에게 말한다.

학교 이름:

주소:

연락처:

가족 연락 계획을 세워서 가족 구성원들이 서로 연락할 수 있도록 한다.

이름	주소	이메일	전화번호

아동	어린이집, 유치원/학교	전화번호

가족이 서로 헤어지게 될 경우 두 개의 가족들 만남 장소를 확인해 놓는다.

첫 번째, 가족 만남의 장소는 집과 근거리에 위치한 장소로 정하고, 두 번째 당신이 가정으로 돌아올 수 없는 경우 가족 만남의 장소는 거주지로부터 원거리를 택하도록 한다.

장소이름 #1:

주소:

전화번호:

장소이름 #2:

주소:

전화번호:

가족 구성원이 자신의 안전 여부에 대해 연락할 수 있도록 당신의 거주지 외부 지역에 거주하는 친구나 친척 중을 선택하여 연락처를 기록해 놓는다.

가족 구성원 모두가 휴대폰, 전화카드 또는 전화할 수 있는 동전을 소지하도록 한다. 당신의 자녀가 장거리 전화하는 방법을 교육한다.

연락할 사람 이름:

전화번호

이메일

가족 구성원 모두가 수돗물, 가스 그리고 전기 차단기를 내려서 차단시켜야 할 때와 차단시키는 방법을 반드시 알고 있도록 한다. 또한 차단에 대한 질문이 있을 경우 관련 있는 지역시설에 의뢰한다.

지역시설 이름:

전화번호:

이송방법과 구출 계획을 준비해 놓도록 한다.

자동차 주유소가 폐쇄되거나 폭주할 수 있으므로 자동차 기름을 여분으로 준비해놓도록 한다. 자동차가 없다면 이동수단이 있는 이웃 또는 지역 행정부와 함께 구출 받을 계획을 한다.

연락할 사람/기관:

주소:

전화번호:

당신이 소유하고 있는 모든 자격증을 유효기간을 최신화시킨다(CPR, ACLS, PALS, TNCC).

자격증 # 1:

자격만료날짜/갱신:

자격증 #2:

자격만료날짜/갱신:

재난으로 인한 경제적 영향이 당신의 재산, 가족 구성원들의 경제적 안녕 그리고 건강에 미칠 영향을 감소시키도록 한다.

- 재난 발생 전, 재산 보험정책을 검토한다. 보험정책이 최근 것인지, 당신

의 필요를 충족시키는지 확인한다(보상 액수, 보상범위 그리고 보상하는 경우–홍수, 지진 등)

- 재난 발생 전, 가족의 경제적 안녕을 보호한다. 생명보험 정책을 검토하고 어떤 위기 상황에서도 사용할 수 있는 "비상금 저축 통장"에 저축해 놓도록 한다. 응급구출 시, 빨리 접근할 수 있는 곳에 가정 금고를 두고 금고에 적당량의 현금 또는 여행자 수표를 보관하도록 한다.
- 최신 의료보험 정책이 가족의 필요를 충족시키는지 확인한다.

중요한 서류는 안전하고 방수되는 보관함에 관리한다.

중요한 서류의 복사본을 소지하도록 한다.

주요품목	보관장소
신분	
현금과 잔돈	
신용카드	
집과 자동차 여분의 키	
아래 서류의 복사본	
출생증명서	
결혼증명서	
신분증	
여권	
유언서	
증서들	
가정물품 목록	
보험서류	
예방주사 기록지	
신용카드 및 통장번호	
주식 및 채권	
응급 연락처 목록 및 번호	
대피 장소 이름, 지도와 전화번호	

노인이나 장애우 같은 특별한 도움이 필요한 이웃을 돕는 방법을 고려한다.

이름	필요한 특별한 도움	주소	전화번호

재난 시 애완동물 관리

공공대피소에 애완동물은 반입 금지이다. 애완동물을 맡길 수 있는 장소 또는 사람의 명단을 기입한다.

수의사:

주소:

전화번호:

애완견 대피소:

주소:

전화번호:

당신의 집 마루에 응급 대피로를 그림으로 그려본다. 각각의 방으로부터 대피로는 2개로 표시한다.

응급 자금공급처를 보유한다.

특별한 요구가 있는 사람

가족 중, 당신 또는 가족 구성원이 장애자인 경우 응급 사태 시 가족과 자신을 보호하기 위해 부가적인 단계를 취해야 할 수도 있다.

1. 당신 지역사회에서 유용할 수 있는 특별한 도움에 대해 파악한다. 도움을 받기 위하여 응급 서비스실 또는 소방서에 등록함으로 응급 사태 시 도움을 즉시 받을 수 있다.
2. 응급사태 시 도움을 줄 수 있는 이웃, 친족, 친구 그리고 동료를 형성한다.
3. 고용주와 당신의 필요를 토론한다.
4. 이동 장애가 있고 고층빌딩에서 살거나 근무하면 도피 의자(escape chair)를 소유하도록 한다.

5. 아파트 빌딩에 산다면 재난 시 그 빌딩에서 대피하기 위하여 관리자에게 접근할 수 있는 출구를 뚜렷하게 표시해달라고 요구한다.
6. 여분의 전동의자 배터리, 산소, 도관, 약, 음식, 안내견 또는 재난 시 필요한 물품을 보유하도록 한다.
7. 건강한 가족은 자기 빌딩 또는 이웃에 살고 있는 장애우를 파악해 놓음으로써 응급상황 시에 도울 수 있도록 한다.
8. 특별한 요구가 있는 사람의 주 돌봄제공자라면 응급상황 시 의사소통할 수 있도록 계획을 세우도록 한다.

재난 공급 키트

당신과 가족이 도움을 받지 못하고 3일 이상 스스로 생존해야 한다면 다음과 같은 상황을 대비하기 위하여 응급물품을 구비해야만 한다.

- 최소 3일을 외부 도움 없이 생존하기 위한 필수 식량, 물을 포함한 재난 공급 키트가 필요하다. 이 키트는 지정 장소에 보관하여 홍수 또는 대량 화생방 응급 상황발생 시 황급히 집을 떠나야 할 경우, "집어들고 갈 수" 있도록 한다. 모든 가족 구성원들이 이 키트가 있는 장소를 알고 있어야만 한다.
- 2주까지 주택감금 또는 대피소에 거주할 경우를 위해 재난 물품을 확보할 수 있도록 고려한다.
- 직장에도 재난 물품을 가지고 있어야 한다. 이 재난 물품은 한 개의 용기에 보관함으로써 직장건물에서 대피해야만 할 경우 "집어들고 갈 수" 있도록 한다.
- 식량과 물을 포함한 자동차 응급물품 키트를 항상 차에 보관한다. 이런 키트에는 섬광장치(flares), 점퍼케이블 그리고 동계 자동차 물품을 포함한다.

물: 절대적 필수품

1. 물을 저장해 놓는 것이 최우선순위이다. 응급상황 식수는 배급되어서는 안 되므로 가족 수에 적절한 수량을 저장해 놓아야만 한다.
   - 개개인의 요구는 연령, 신체적 상태. 활동. 식이 그리고 날씨에 따라 다르다. 정상적으로 활동적인 사람의 수분 섭취량은 하루에 최소한 2L이다. 아동, 수유부 그리고 환자는 더 많은 양의 수분이 필요하다. 혹서(또는 매우 더운 날씨)의 날씨는 평일 하루 필요한 수분량의 두 배가 필요하다.
   - 개인위생을 위한 물량 그리고 요리 등을 위해 4L(1인당 하루)가 필요하다.
2. 물을 깨끗이 씻은 플라스틱, 파이버 글라스 또는 애나멜 칠한 금속 용기에 저장하고 깨지기 쉬운 유리병에 보관하지 않는다.
   - 수통은 사용 전 묽은 표백용액으로 헹궈야 한다(10% 농도의 표백용액). 과리에 사용한 병이나 기타 물통은 화학물질이나 미생물로 오염되었을 수 있다. 물 소독을 위해 검증받지 않은 기구에 의존하지 않는다.
   - 수자원 공사에서 상업적으로 처리한 물이라면 보관 시 처리할 필요가 없다. 처리한 물을 저장한다고 더 처리해도 보관기간은 연장되지 않는다.
   - 처리하지 않은 샘물이나 공공 물을 보관하였다면 보건서비스나 물 공급자가 제시한 처치지도를 따르도록 한다.
   - 당신의 샘이 오염되었다고 의심이 가면 지역 또는 도 보건부 또는 농촌기관에 특별한 조언을 구한다.
   - 물이 담긴 물통을 단단히 봉하고 라벨을 붙여서 서늘하고 어두운 장소에 보관한다.
   - 6개월마다 저장된 물을 교환해야 한다.

식량: 응급 상황을 대비한 식량 준비

1. 건강한 사람은 활동이 감소하면 상당기간 동안 일상적 음식섭취량의 1/2만 먹거나 안 먹어도 상당기간 생존할 수 있다. 아동과 임산부를 제외하고 물과 달리 식량은 안전하게 배급받을 수 있다.
2. 응급식량을 준비하려고 나가서 낯선 음식을 구매할 필요없다. 부엌 선반

에 놓은 통조림 음식, 건조식품 등을 먹을 수 있다. 통조림 음식은 요리, 물 또는 특별한 준비가 필요하지 않으나 수동식 통조림따개를 챙겨 놓는다.

3. 실내온도가 서늘하고 건조한 곳에 통조림 음식을 보관한다. 박스음식을 오래 보관하고 곤충이 못 들어오도록 플라스틱 또는 금속 그릇에 잘 닫아 보관한다.
4. 매 6개월마다 비상식량을 교체한다. 부풀어올랐거나 찌그러졌거나 녹슨 통조림은 버린다. 음식이 상하기 전에 사용하고 신선한 식량으로 대치한다. 사인펜으로 음식을 하나하나 표시해서 놓는다. 선반에 보관할 때 유효기간이 짧은 것은 앞부분에 오래된 것은 뒷부분에 진열하도록 한다.
5. 재난 비상물품 키트에 포함할 음식품목은 다음과 같다. 주스, 야채즙, 우유 그리고 수프; 땅콩잼, 젤리, 저염 크래커, 통곡식 바, 트레일 믹스, 비타민; 특별식이를 하는 사람 또는 영아를 위한 음식; 과자, 사탕; 인스턴트 커피, 시리얼, 우유가루 등

일차구조 물품

1. 각각의 자동차 그리고 집에 구비해 놓을 일차구조 물품은 다음과 같다.
   - 일차구조 매뉴얼
   - 크기별로 분류된 소독된 반창고
   - 크기별로 분류된 옷핀
   - 청소용품
   - 항생제연고
   - 라텍스 장갑(두벌)
   - 바셀린 또는 윤활제
   - 5cm, 10cm 크기의 소독된 거즈 패드(각각 4개씩)
   - 삼각건 3개
   - 자외선 차단제
   - 가위
   - 5cm, 10cm 크기의 소독된 붕대(각각 3개씩)
   - 면봉
   - 족집게

- 바늘, 물수건, 소독약, 체온계
- 압설자 2개

2. 담당의사나 약사에게 처방받은 약의 보관방법에 대해 물어본다. 약병 성분표에 기록된 설명서대로 보관하고 유효기간을 확인한다. 보관한 약물이 유효한 것인지 점검한다.
3. 컨택트 렌즈와 돗수있는 안경을 여벌로 보관한다.
4. 일차구조물품 키트에 처방없이 구매가능한 다음과 같은 약을 보관한다.
    - 아스피린, 비 아스피린계 진통제
    - 지사제
    - 제산제(위가 안 좋을 때)
    - 구토제(Ipecac)

연장과 비상물품

급히 집을 떠나야만 할 경우, 재난 공급키트에 다음 물품을 보관하는 것이 중요하다.

1. 연장과 기타 물품
    - 이동식 배터리 충전식 라디오, TV, 알람시계
    - 손전등과 여분의 배터리
    - 신호불꽃
    - 방수 용기에 담은 성냥
    - 테이프와 가위
    - 플라스틱 시팅감
    - 호루라기
    - A–B–C형 소화기
    - 튜브텐트
    - 나침반
    - 작업용 장갑
    - 종이, 펜 그리고 연필
    - 실과 바늘
2. 위생과 개인위생물품
    - 물수건과 타올

- 작은 물수건과 비누, 손 소독제
- 화장실 용품
- 두꺼운 쓰레기 비닐 봉지
- 뚜껑있는 중간 정도 크기의 플라스틱 버킷, 땅에 화장실을 파기 위해 사용할 작은 삽
- 가정용 염소 표백제와 소독약

3. 부엌용품
    - 수동식 병따개
    - 종이컵, 접시 그리고 식사도구
    - 다용도 칼
    - 음료수 처리를 위한 가정용 표백 용액(물 4L에 향이 첨가되지 않은 1/8 큰술의 클로락스 표백제를 혼합한다.)
    - 설탕, 소금, 후추
    - 알루미늄 호일과 비닐 랩
    - 다시 닫을 수 있는 비닐 백
    - 음식을 요리해야 한다면 소규모 스토브 그리고 요리용 연료가 들어 있는 연료 깡통
4. 가족 문서와 연락처
    - 개인 신분증, 현금, 여행자 수표 또는 신용카드
    - 중요한 서류 복사본
    - 응급 시 연락할 사람 명단과 전화번호
    - 피난처의 전화번호와 그 지역 지도
    - 여분의 자동차 및 집 열쇠

의복과 침구

- 가족 구성원 각각 여분의 속옷과 겉옷 한 벌과 양말 그리고 우천 시 장화 그리고 비옷 장갑, 여분의 양말과 속옷, 내복, 선글라스
- 가족 구성원 각각을 위한 담요 또는 슬리핑 백과 베개

특별한 물품

영아, 노인, 장애자 그리고 애완동물에게 필요한 것이 무엇인지 기억한다. 아동이 가자고 놀 수 있는 것들과 편안하게 하는 물건을 챙긴다.

- 영아
- 노인
- 애완동물
- 오락놀이: 책, 게임, 소음을 내지 않는 장난감, 동물인형 등

헬스케어 직원의 재난대처

응급상황에서 의료시설은 잠정적으로 대량의 사상자를 치료하고 돌보는 데 도움이 필요하다. 의료시설의 직원들은 이런 응급상황에 대처하기 위하여 준비되어 있어야 한다. 효과적인 준비는 재난훈련과 실제 상황 훈련을 포함한다.

일반적 훈련

일반적 훈련은 응급 재난에 대처하는 데 필요한 기본 지식과 기술을 간호사에게 훈련시키는 것이다. 훈련 프로그램의 제목들은 다음과 같다.

1. 건강과 안전 기초훈련
2. CBRN 종사자들에 대한 상세한 설명
3. 시설의 연락 시스템 사용법
4. 다른 개인보호장비 유형들과 사용할 때

실제훈련

헬스케어 종사자들의 재난 준비계획을 검증하기 위하여 헬스케어 시설에 제공하는 실제 훈련이다. 더 나아가서 의료기관협의회(Joint Commission)는 헬스케어 시설의 평가수준을 유지하기 위하여 2회/년으로 훈련을 실시하도록 하고 있다.

당신이 속하는 시설의 재난 훈련

훈련받은 날짜:

실제 훈련받은 날짜:

훈련세션에서 배운 제목:

개인의 장점과 단점

재난 시 당신의 역할

재난 보고 장소:

보고해야만 할 사람:

당신의 책임: ______________________________

____

____

개인보호장비

응급상황에서 개인보호장비(personal protective equipment, PPE)의 착용이 생존과 안전에 매우 중요할 수 있다. 각각 보호 수준이 다른 개인보호장비의 사용방법에 대해 익숙해야 한다.

개인보호장비 체크리스트

CBRNE이 발생하면, 사상자를 탈 오염시키는 역할 수행을 나에게 기대할 것이다.

예

아니요

CBRNE이 발생하면, 시설을 오염제거시키는 역할 수행을 나에게 기대할 것이다.

예

아니요

다음 개인보호장비에 대한 훈련을 받았다:

훈련받은 날짜:

개인보호장비 보관장소:

개인보호장비관리가 필요할 경우 연락할 사람:

REFERENCES

참고문헌

American Burn Association Board of Trustees and the Committee on Organization and Delivery of Burn Care: Disaster management and the ABA Plan, *Journal of Burn Care and Rehabilitation, 26*(2), 102-106, 2005.

American Red Cross: American Red Cross Disaster Services. Available at http://www.redcross.org.

Andrews GA, Auxier JA, Lushbaugh CC: Th e importance of dosimetry to the medical management of persons exposed to high levels of radiation. In *Personal dosimetry for radiation accidents*, Vienna, 1965, International Atomic Energy Agency.

Benson M, Koenig KL, Schultz CH: Disaster triage: START, then SAVE—a new method of dynamic triage for victims of a catastrophic earthquake, *Prehospital Disaster Med 11*(2):117-124, 1996.

Centers for Disease Control and Prevention (CDC): Update: investigation of bioterrorism-related anthrax and interim guidelines for exposure management and antimicrobial therapy, October 2001, *MMWR 50*(42):909-919, 2001.

Centers for Disease Control and Prevention (CDC): *Mass casualties: burns*. Available at http://www.bt.cdc.gov/masscasualties/burns.asp

Centers for Disease Control and Prevention (CDC): *Smallpox vaccination clinic guide*. Available at http://www.bt.cdc.gov/agent/smallpox/vaccination/pdf/smallpox-vax-clinic-guide.pdf.

Centers for Disease Control and Prevention (CDC): *West Nile virus: clinical description*. Accessed at http://www.cdc.gov/ncidod/dvbid/westnile/clinicians/clindesc.htm.

Gamelli RL: Guidelines for the operation of burn centers, *Journal of Burn Care & Research, 28*(1):133, 2007.

Health Insurance Portability and Account ability Act (HIPAA): *HIPAA Privacy Rule: disclosures for emergency preparedness—a decision tool*. Available at http://www.hhs.gov/ocr/hipaa/decisiontool/.

Health Insurance Portability and Accountability Act (HIPAA): *Medical privacy: national standards to protect the privacy of personal health information*. Available at http://www.hhs.gov/ocr/hipaa/.

Health Insurance Portability and Accountability Act (HIPAA): *Summary of the HIPAA Privacy Rule*, 2003. Available at http://www.hhs.gov/ocr/privacysummary.pdf.

Lechat, MF: Disasters and public health. *Bulletin of the World Health Organization, 57*(1), 11–17, 1979.

Mayer T, Bersoff -Matcha S, Murphy C et al: Inhalational anthrax: clinical presentation of inhalational anthrax following bioterrorism exposure, *JAMA* 286:2549-2553, 2001.

Morens DM, Folkers GK, Fauci AS: Th e challenge of emerging and re-emerging infectious diseases, *Nature* 430(6996): 242-249, 2004.

NIOSH/OSHA/USCG/EPA: *Occupational Safety and Health guidance manual for hazardous waste site activities*, Washington, DC, 1985, Department of Health and Human Services.

Saffl e JR, Gibran N, Jordan, M: Defi ning the ratio of outcomes to resources for triage of burn patients in mass casualties. *Journal of Burn Care & Rehabilitation, 26*(6):478-482, 2005.

Sever MS, Vanholder R, Lameire N: Management of crush-related injuries after disasters, *New Engl J Med* 354:10, 2006.

U.S. Department of Homeland Security: *National Response Framework*. Available at http://www.fema.gov/pdf/emergency/nrf/nrf-core.pdf.

Veenema TG: *Disaster nursing and emergency preparedness for chemical, biological and radiological terrorism and other hazards*, New York, 2003, Springer.

Weinstein RS, Alibek K: *Biological and chemical terrorism: a guide for healthcare providers and fi rst responders*, New York, 2003, p 61, Th ieme Medical Publishers.

World Health Organization (WHO): *WHO infection control guidelines for transmissible spongiform encephalopathies. Report of a WHO consultation, Geneva, Switzerland, 23-26 March, 1999*. Available at http://www.who.int/csr/resources/publications/bse/WHO_CDS_CSR_APH_2000_3/en.

World Health Organization. Available at http://www.who.int/en/.

찾아보기

INDEX

INDEX